Hast Du auch hohes Cholesterin?

Ein Ernährungsratgeber für Kinder und Eltern

von B. Koletzko, K. Dokoupil und U. v. Schenck

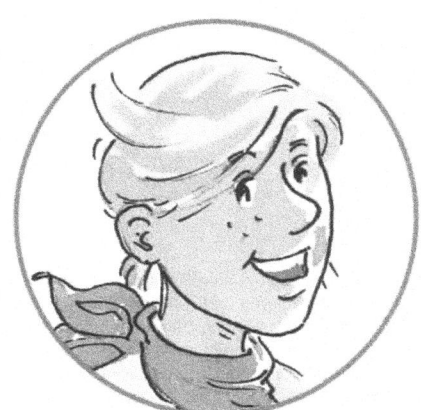

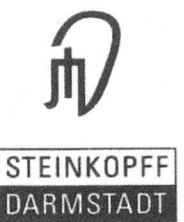

STEINKOPFF
DARMSTADT

Schriftenreihe
INSTITUT DANONE FÜR ERNÄHRUNG

Die Deutsche Bibliothek – CIP-Einheitsaufnahme

Koletzko, Berthold:
Hast du auch hohes Cholesterin? : ein Ernährungsratgeber für
Kinder und Eltern / von B. Koletzko, K. Dokoupil und U. v.
Schenck. – Darmstadt : Steinkopff, 1996
  (Schriftenreihe / Institut Danone für Ernährung)

ISBN-13: 978-3-7985-1026-5   e-ISBN-13: 978-3-642-61213-8
DOI: 10.1007/ 978-3-642-61213-8

NE: Dokoupil, Katharina:; Schenck, Ursula von:

Dieses Werk ist urheberrechtlich geschützt. Die dadurch begründeten Rechte, insbesondere die der Übersetzung, des Nachdruckes, des Vortrags, der Entnahme von Abbildungen und Tabellen, der Funksendung, der Mikroverfilmung oder der Vervielfältigung auf anderen Wegen und der Speicherung in Datenverarbeitungsanlagen, bleiben, auch bei nur auszugsweiser Verwendung, vorbehalten. Eine Vervielfältigung dieses Werkes oder von Teilen dieses Werkes ist auch im Einzelfall nur in den Grenzen der gesetzlichen Bestimmungen des Urheberrechtsgesetzes der Bundesrepublik Deutschland vom 9. September 1965 in der Fassung vom 24. Juni 1985 zulässig. Sie ist grundsätzlich vergütungspflichtig. Zuwiderhandlungen unterliegen den Strafbestimmungen des Urheberrechtsgesetzes.

1996 by Dr. Dietrich Steinkopff Verlag, GmbH & Co. KG. Darmstadt
Softcover reprint of the hardcover 1st edition 1996

Verlagsredaktion: Sabine Ibkendanz – Herstellung: Heinz J. Schäfer
Buchgestaltung u. Illustrationen: Horst Krückemeier, Bielefeld

Gedruckt auf säurefreiem Papier

Das Institut Danone für Ernährung legt in Verfolgung seiner Aufgabenstellung einen „Ernährungsratgeber" vor, der die Einhaltung einer Diät bei Kindern mit Hypercholesterinämie fördern und erleichtern soll. Dieser Patientenratgeber soll auch dem behandelnden Arzt die Möglichkeit an die Hand geben, seine ärztlichen Anweisungen mit Hilfe eines Ratgebers verständlich zu machen. Die Schrift wird der interessierten Öffentlichkeit in der Erwartung übergeben, daß diese fachlich zulässige, zugleich aber auch verständliche Anleitung für eine zweckmäßige Diät weite Verbreitung findet und dazu beiträgt, den Gesundheitszustand von Kindern, die unter dieser Stoffwechselstörung leiden, zu verbessern und insbesondere Spätschäden so weit wie möglich zu reduzieren.

Der vorliegende Ratgeber ist der Auftakt zu einer neuen Schriftreihe, die das Institut Danone für Ernährung herausgibt, um damit einen weiteren Beitrag zur Umsetzung und Nutzbarmachung der Ergebnisse von angewandter Ernährungswissenschaft und klinischer Forschung zu leisten. Das Institut erfüllt damit einen wichtigen Teilbereich seiner satzungsgemäß festgelegten Aufgaben, zu denen an vorrangiger Stelle die Beratung in Ernährungsfragen gehört. Das Institut Danone für Ernährung wendet sich in diesem Bereich bevorzugt an Gruppen der Bevölkerung, die auf andere Weise kaum angesprochen und nicht in ausreichendem Umfang beraten werden.

Das Institut Danone für Ernährung ist ein gemeinnütziger Verein, der vom Vorstand der Gervais Danone und Ernährungswissenschaftlern gegründet wurde. Statuten und Richtlinien des Vereins legen fest, daß das Institut seine Aufgaben völlig unabhängig bei Wahrung der Produkt- und Firmenneutralität wahrnimmt. Gemäß den Statuten erfüllt das Institut Danone für Ernährung Aufgaben in Forschung, Wissenschaft, Bildung, Erziehung und Beratung im Schwerpunktbereich „Nahrung und Ernährung". Zielsetzung ist die Verbesserung der Ernährung der Bevölkerung im Rahmen der allgemeinen Gesundheitspflege.

Herrn Professor B. Koletzko, München, gebührt das Verdienst, auf den Beratungsbedarf von Kindern mit Hypercholesterinämie aufmerksam gemacht und die Bearbeitung dieser Schrift energisch in Angriff genommen zu haben. Ihm und weiteren Mitgliedern des Wissenschaftlichen Beirats des Instituts danken wir sehr herzlich für die mühevolle und zeitraubende Arbeit bei der Erstellung des Ernährungsratgebers. Vorstand und Wissenschaftlicher Beirat wünschen dem Patientenratgeber eine weite Verbreitung.

Professor Dr. Dieter Hötzel, Bonn
(1. Vorsitzender des Instituts Danone für Ernährung e. V.)

Vorwort

Fettstoffwechselstörungen bei Kindern und Jugendlichen erfahren in jüngerer Zeit stark zunehmende Aufmerksamkeit. Seit langem kennt man bei Erwachsenen einen Zusammenhang zwischen dem Auftreten von Herz- und Gefäßkrankheiten und Risikofaktoren wie Rauchen, wenig körperliche Bewegung und vor allem stark erhöhte Cholesterinwerte im Serum. Solche sehr hohen Cholesterinwerte beruhen oft auf angeborenen Besonderheiten des Fettstoffwechsels, die schon im Kindesalter wirksam sind und von den ersten Lebensjahren an zu vermehrter Fettablagerung in den Blutgefäßen führen können. Deshalb werden in Deutschland im Rahmen der Vorsorgeuntersuchungen für Kinder und Jugendliche auch Cholesterinbestimmungen angeboten, um angeborene Fettstoffwechselstörungen schon im frühen Alter erkennen und behandeln zu können, so daß das Risiko für Gefäßerkrankungen im späteren Lebensalter wirksam gesenkt werden kann.

Bei Kindern und Jugendlichen beruht die Behandlung hoher Cholesterinwerte stets auf einer Ernährungsumstellung, die bei älteren Kindern und Jugendlichen im Einzelfall zusätzlich durch Medikamente ergänzt werden kann. Oftmals ergeben sich viele Fragen bei der praktischen Umsetzung einer Ernährungsumstellung, zumal sich das Vorgehen bei Kindern und Jugendlichen deutlich von dem bei Erwachsenen unterscheidet. Im hier vorliegenden Büchlein werden deshalb wichtige Informationen zu den Grundlagen und der praktischen Anwendung der Ernährungsbehandlung erhöhter Cholesterinwerte im jugendlichen Alter vermittelt, die durch eine Sammlung attraktiver Rezepte ergänzt werden. Dieses Büchlein möge betroffenen Kindern und Jugendlichen und ihren Familien eine praktische Hilfe sein !

München, im Mai 1996
Professor Dr. med. Berthold Koletzko
(Leitender Oberarzt der Kinderpoliklinik der Universität)

Nick geht zum Kinderarzt

Nick geht heute mit seiner Mutter zum Kinderarzt Dr. Felix. Dr. Felix soll untersuchen, ob Nick mehr Fette im Blut hat als andere Kinder.

Dr. Felix fragt Nick und seine Mutter nach Krankheiten in der ganzen Familie und schreibt alles auf.

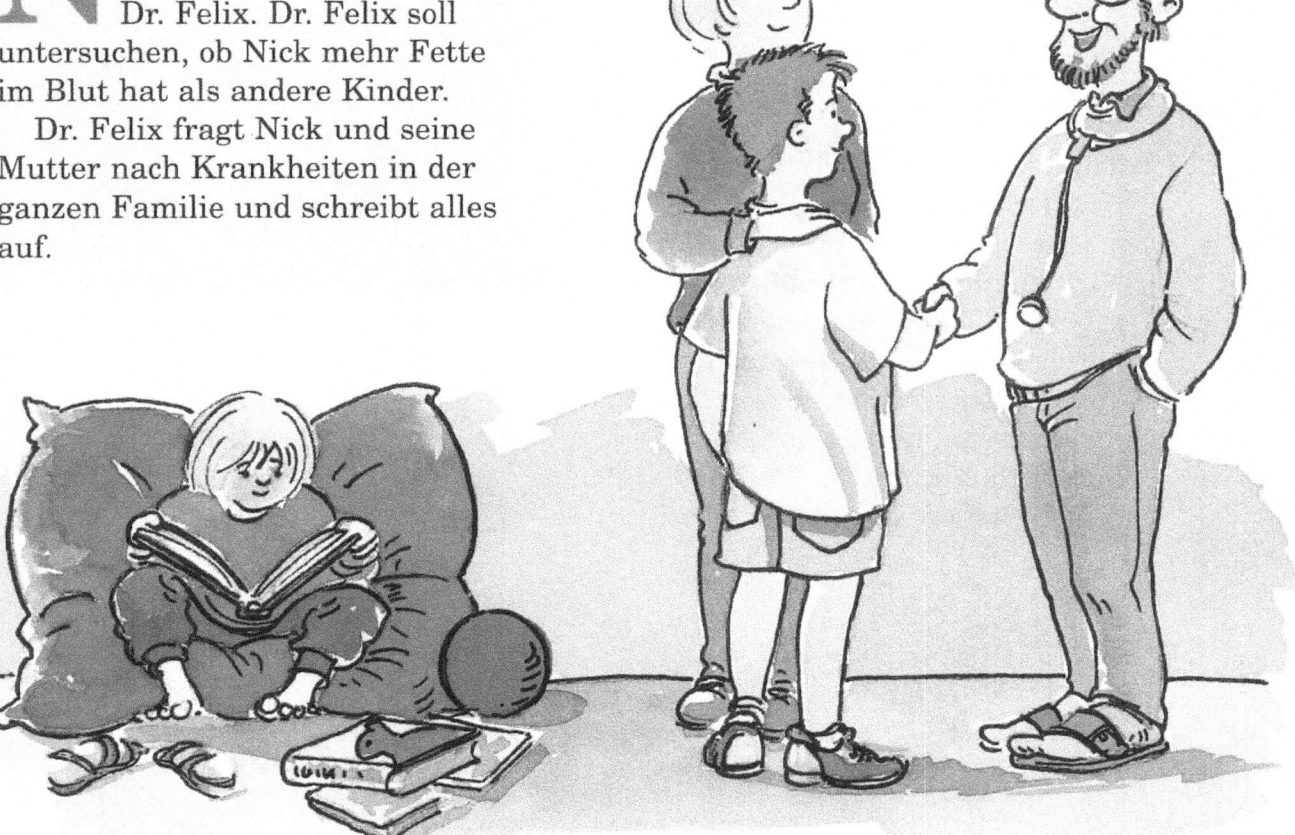

Nick muß sich bis auf die Unterhose ausziehen, der Kinderarzt betrachtet ihn ganz genau. Er untersucht Nicks Bauch, er schaut sich Nicks Hände, seine Arme und seine Füße genau an. Schließlich wird Nick gewogen und gemessen.

Nachdem Nick sich wieder angezogen hat, erklärt ihm Dr. Felix, daß er Nick jetzt Blut abnehmen muß. Schließlich soll ja untersucht werden, wieviele Fette in Nicks Blut sind. Nick legt sich auf die Untersuchungsliege.

Nachdem alles vorbei ist, kann Nick endlich frühstücken. Er hat schon richtig Hunger, heute früh hat er nämlich nur Tee getrunken. Vor der Untersuchung darf man nichts essen, hatte seine Mutter ihm erklärt. Gott sei Dank hat sie sein Brötchen aber eingesteckt!

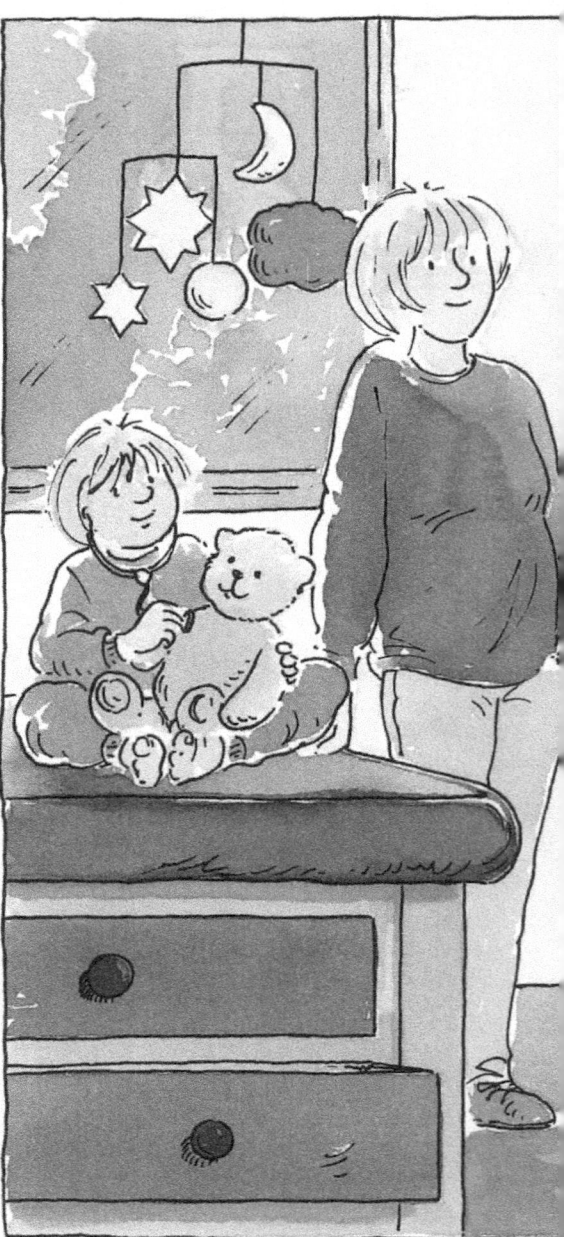

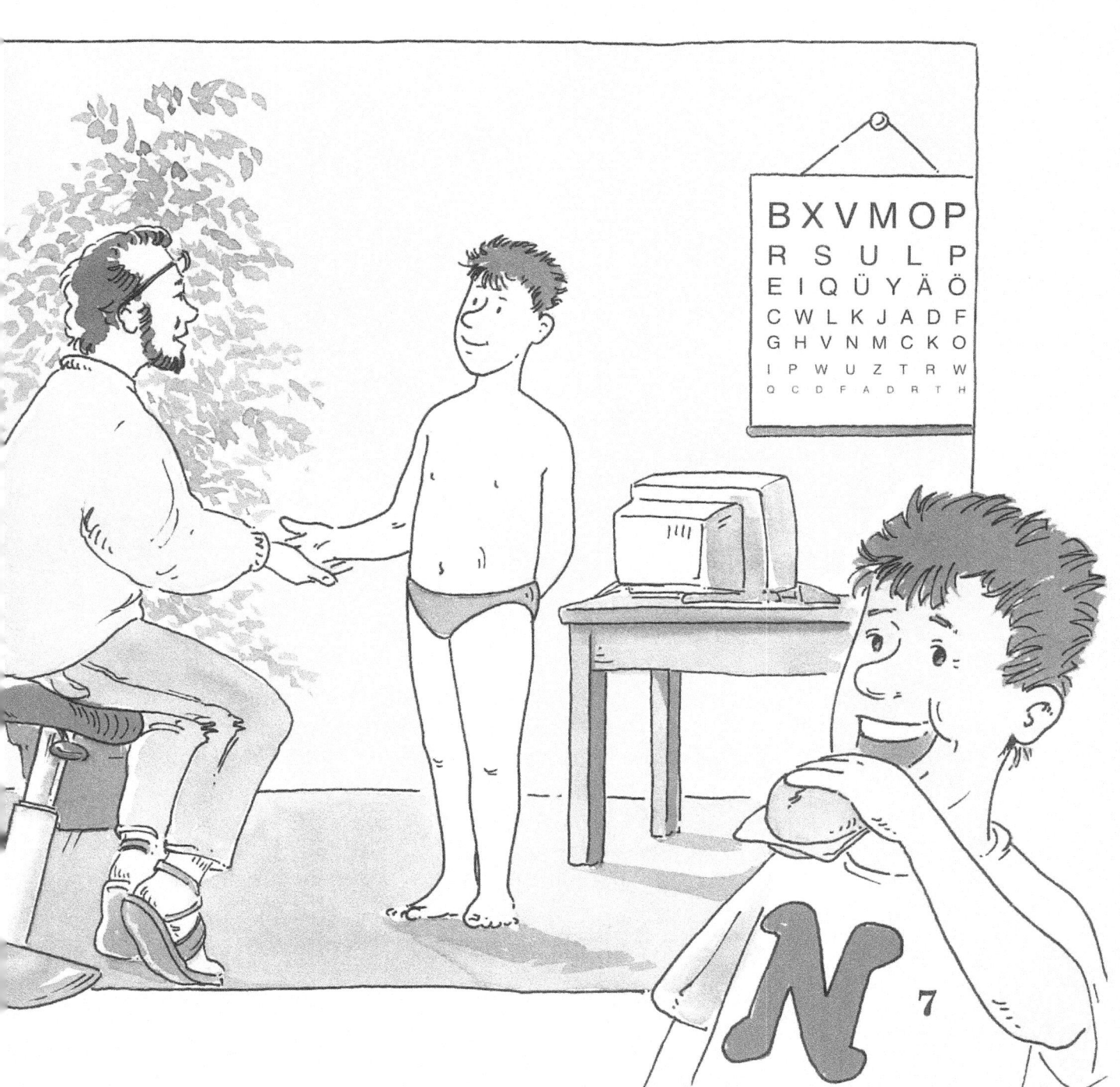

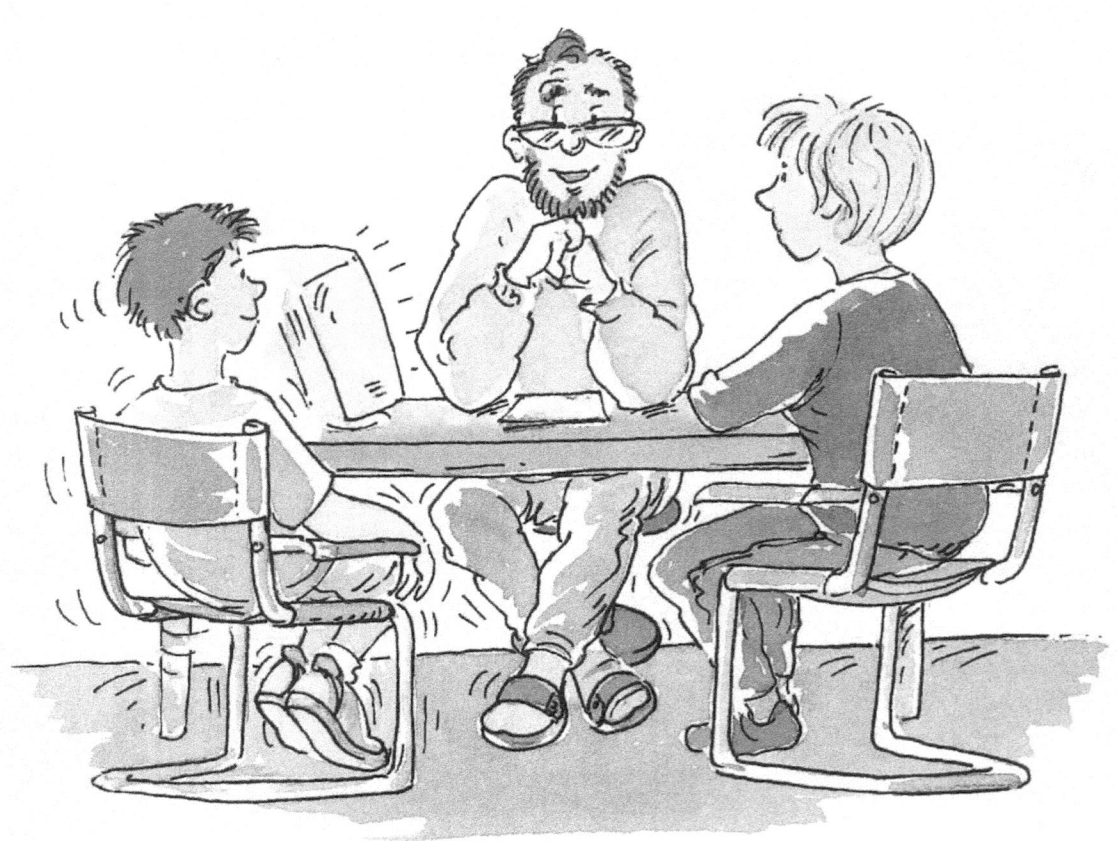

Zwei Wochen später geht Nick wieder mit seiner Mutter zu Dr. Felix. Dr. Felix will ihnen über die Ergebnisse der Untersuchung berichten. Heute darf Nick vorher ganz normal essen, denn es wird ja kein Blut mehr abgenommen. Nick und seine Mutter setzen sich an den großen Schreibtisch von Dr. Felix. »Die Blutuntersuchung hat gezeigt, daß Nick wirklich zu viel Fett im Blut hat«, meint Dr. Felix. Er sagt, daß Nick die richtigen Sachen essen soll, damit nicht zu viel Fett in seinem Blut ist.

Sind hohe Fettwerte im Blut schlimm?

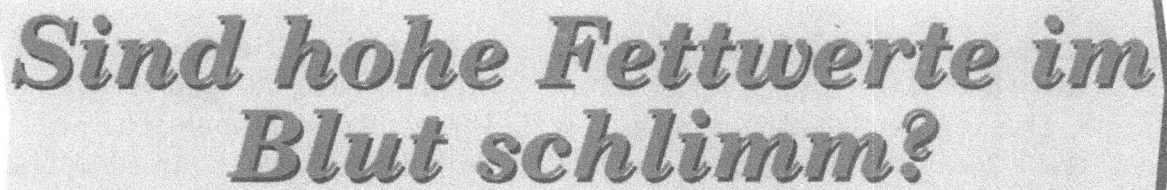

Als Nick nach Hause kommt, hat er noch viele Fragen. Gut, daß Nick den Daniel kennt, einen Freund aus der Nachbarschaft. Daniel ist schon etwas älter als Nick. Bei ihm hat der Kinderarzt schon vor ein paar Jahren zu hohe Fettwerte im Blut entdeckt. Zusammen mit seiner Schwester Lena geht Nick zu ihm. Daniel kann alle Fragen von Nick beantworten.

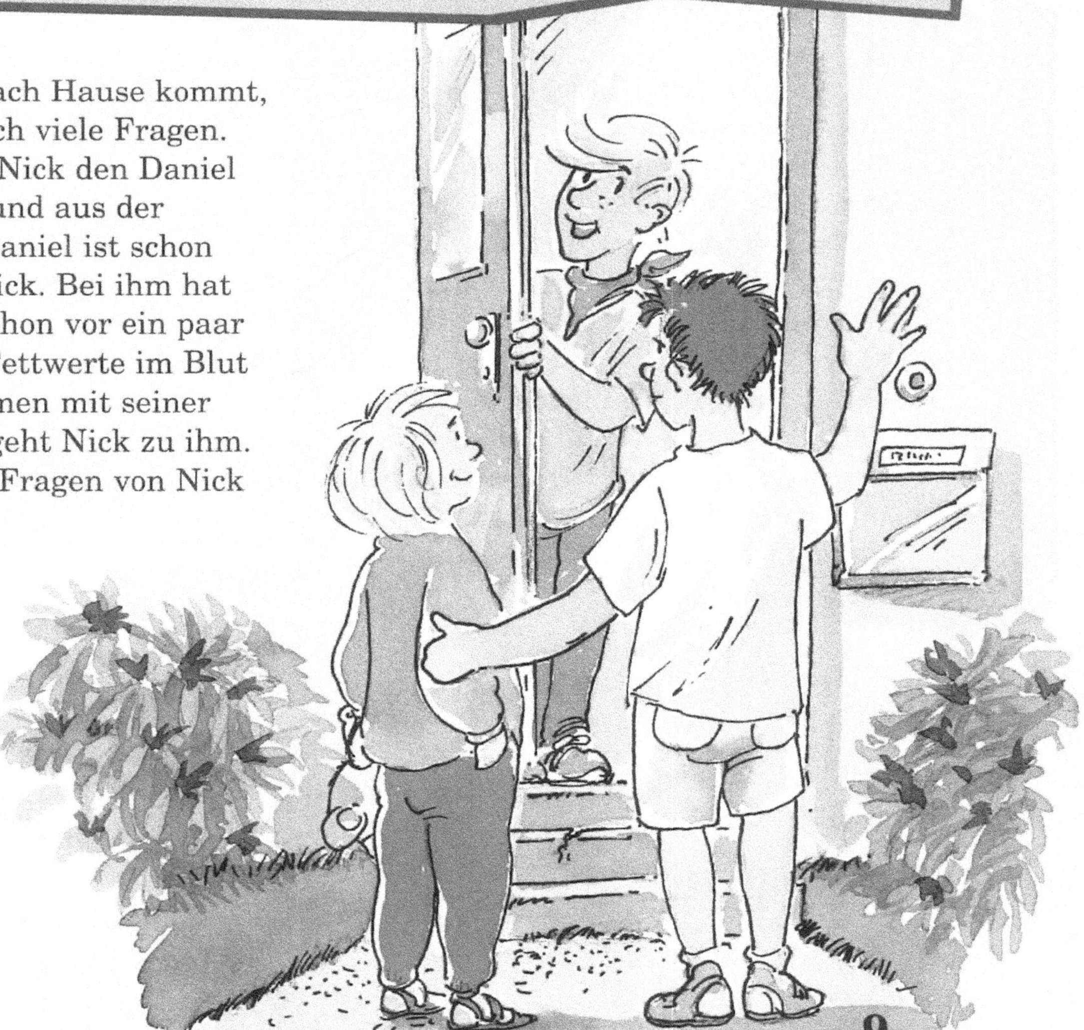

Nick: Ist das schlimm, wenn man zu viele Fettkörperchen im Blut hat?

Daniel: Zunächst merkst Du gar nicht, wenn in Deinem Blut zu viele Fettkörperchen sind. Die Fette legen sich aber an die Wand Deiner Blutgefäße, der Arterien. Wenn dort viele Fette über lange Zeit liegen, ist das nicht gesund.

Lena: Wo sind denn unsere Arterien?

Daniel: Arterien sind über den ganzen Körper verteilt. Durch die Arterien fließt Blut. Durch Arterien kann das Blut zu den Füßen, zu den Ohren, überall hinfließen. Wenn aber Fettkörperchen sich über Jahre an den Wänden der Arterien ansammeln und Fettpölsterchen entstehen, dann kann das Blut nicht mehr so gut fließen.

Auch unser Herz benötigt Blut. Wenn das Herz wegen verengter Blutgefäße nicht mehr ausreichend durchblutet wird, kann es zu einem Herzinfarkt kommen.

Nick: Kann der Doktor die Fettpölsterchen in den Arterien sehen?

Daniel: Nein, das kann er nicht. Aber der Doktor kann sehen, ob auch an Deiner Haut Fettpölsterchen sind. Deshalb hat er sich auch so genau Deine Hände und Füße angesehen. Manche Kinder haben auch da kleine Fettpölsterchen.

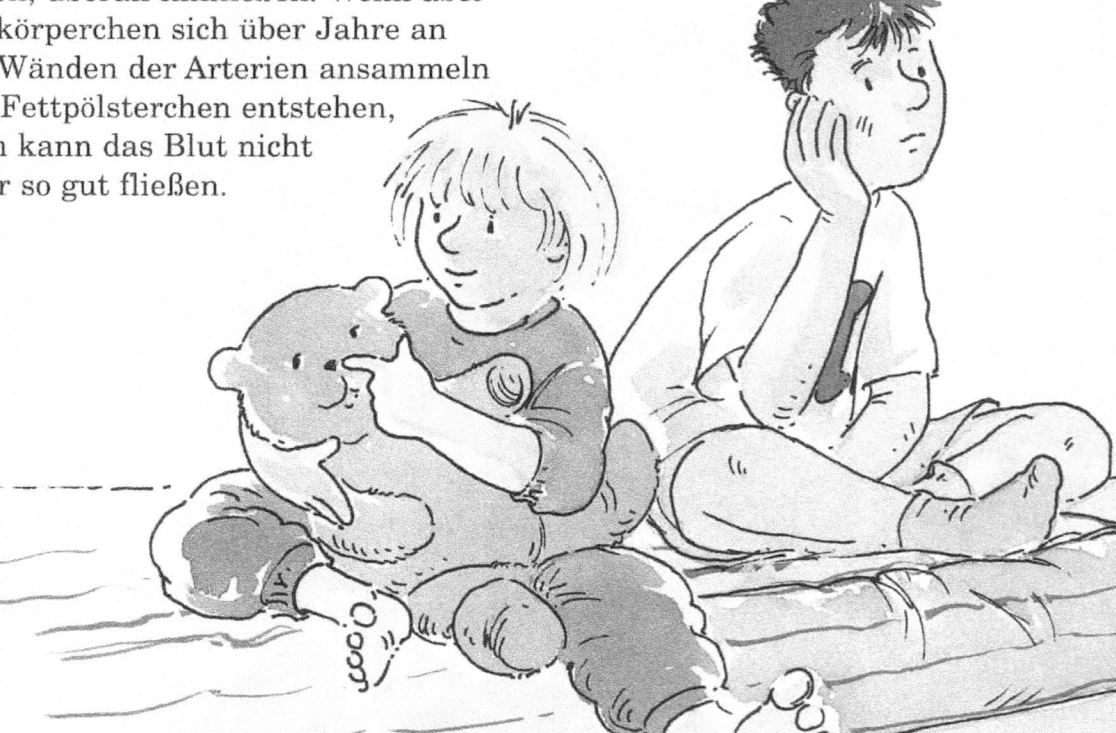

Nick: Na und?

Daniel: Die Fettpölsterchen an der Haut sind nicht so schlimm. Wenn aber große und dicke Fettpölsterchen in den Arterien sind und daraus sogar Narben entstehen, ist das schon schlimm. Das Blut kann dann nicht mehr so gut fließen, und man kann krank werden. Deshalb behandelt Dr. Felix sehr hohe Fettwerte im Blut. So bleiben Herz und Blutgefäße gesund.

Nick: Warum habe ich mehr Fett im Blut als andere Kinder?

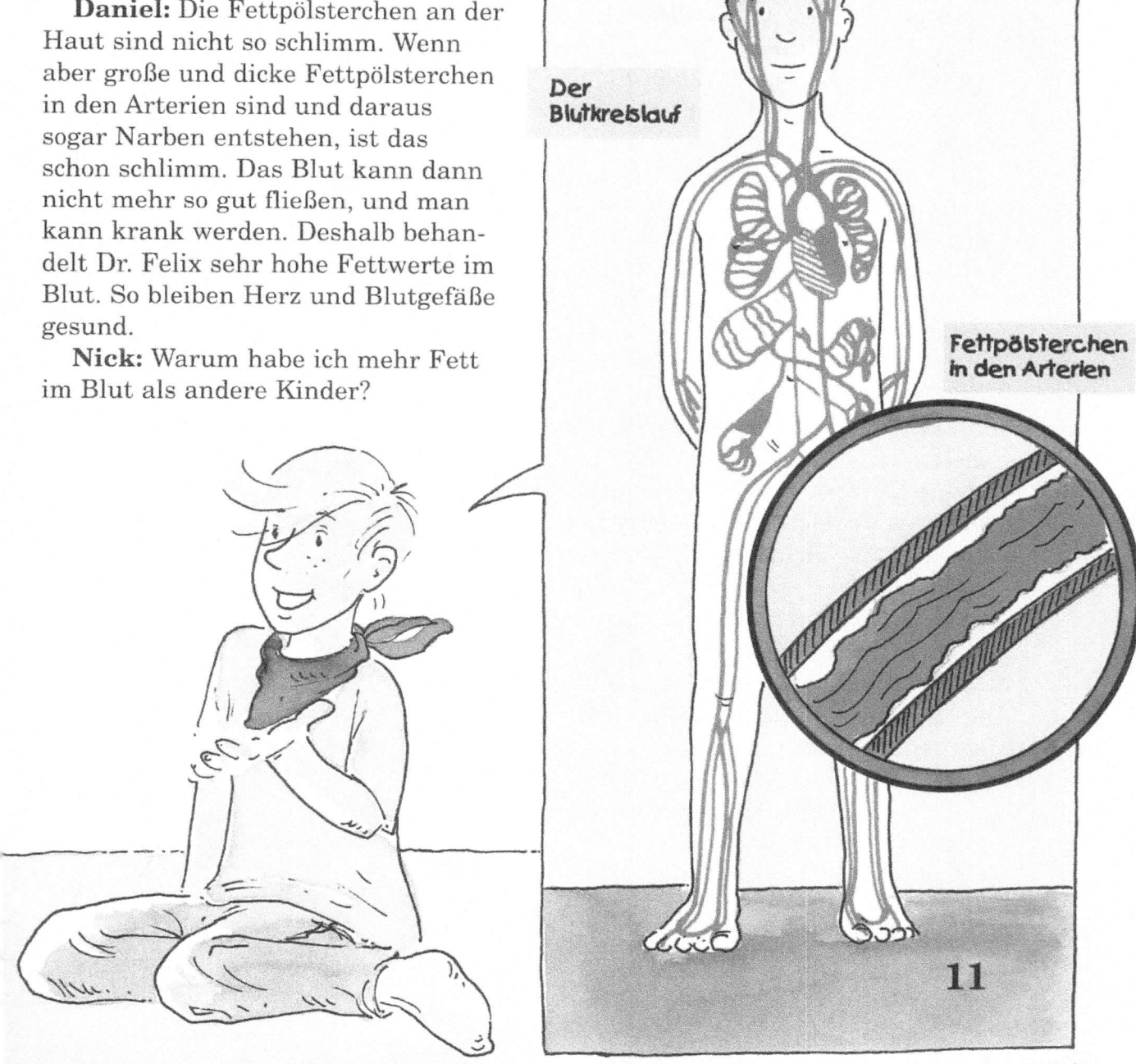

Daniel: Dr. Felix hat Deine Mutter gefragt, ob in Eurer Familie jemand Herz- oder Gefäßkrankheiten hatte, zum Beispiel einen Herzinfarkt. Solche Krankheiten können durch zu hohe Blutfette entstehen. Wenn ein Kind zu hohe Fettwerte im Blut hat, dann haben oft seine Eltern, seine Geschwister oder seine Großeltern auch zu viel Fett im Blut. Die Neigung zu hohen Blutfettwerten ist meist vererbt, so wie die Haarfarbe.

Lena: Wo kommen die Fette im Blut denn überhaupt her?

Daniel: Wenn Du etwas ißt, ist da meistens auch Fett drin. Manchmal siehst Du Fett zum Beispiel auf der Suppe schwimmen. Oft bemerkt man das Fett gar nicht. In Schokolade ist zum Beispiel ganz viel Fett. Das Fett, das Du ißt, wird ins Blut aufgenommen.

Nick: Wenn ich kein Fett mehr essen würde, hätte ich dann auch keine Fette mehr im Blut?

Daniel: Fette kommen nicht nur aus der Nahrung, sondern der Körper bildet sie, zum Beispiel das Cholesterin. Das ist wichtig, weil wir ganz ohne Fette im Blut nicht leben können. Denn Fette wie das Cholesterin sind als Baustoff für die Körperzellen sehr wichtig.

Lena: Sind alle Fettkörperchen im Blut gleich?

Daniel: Es gibt ganz verschiedene Fettkörperchen. Manche sind sehr groß, andere sind kleiner. Es gibt Fettkörperchen mit Cholesterin, die sich gerne an die Wände von Arterien setzen und dort zu Narben führen.

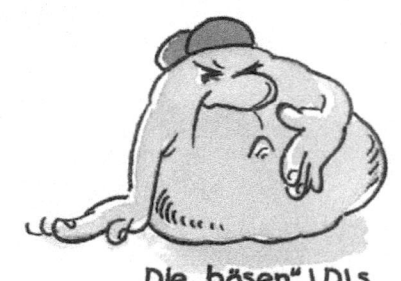

Die „bösen" LDLs

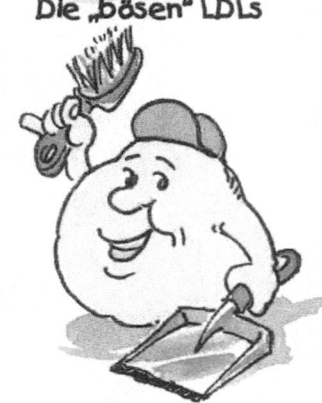

Die „guten" HDLs

Dieses „böse" Cholesterin heißt LDL-Cholesterin. Je mehr davon im Blut ist, umso mehr Cholesterin kann in den Gefäßen abgelagert werden.

Nick: Kann der Körper gar nichts dagegen machen?

Daniel: Doch, es gibt das „gute" Cholesterin, das die Ärzte HDL-Cholesterin nennen. In dieser Form wird Cholesterin aus den Blutgefäßen abtransportiert, also die Arterien wieder freigeputzt.

Nick: Was kann ich denn tun, um mehr vom „guten" Cholesterin, den HDLs, zu haben?

Daniel: Kinder, die sich viel bewegen, radeln oder zum Beispiel Fußball spielen, haben mehr HDLs. Diese Kinder sind meist auch schlank. Beides ist gut für die HDLs! Auch Italiener haben oft viele HDLs. Das liegt am gesunden italienischen Essen.

Nick: Und wie bekomme ich das „schlechte" Cholesterin, diese LDLs, weg?

Daniel: Die LDLs mögen das Cholesterin und die sogenannten gesättigten Fette sehr gerne. Wenn

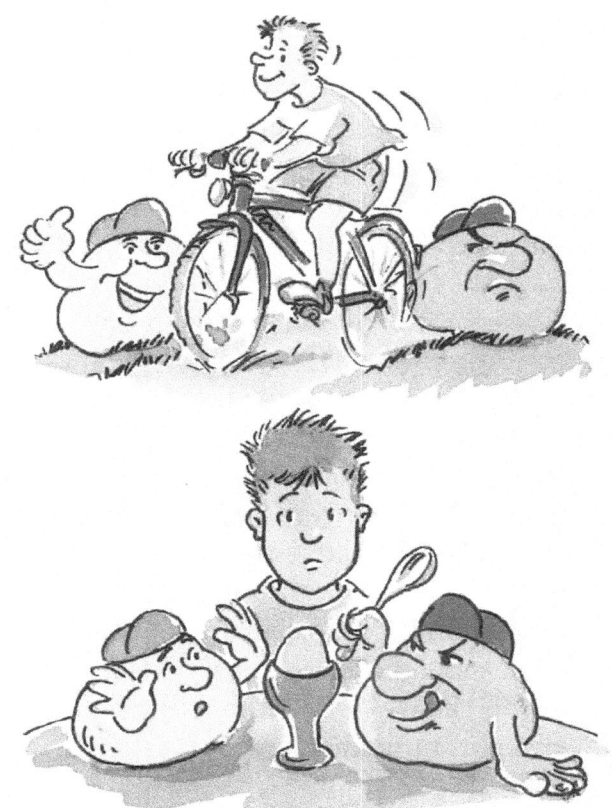

Du Speisen mit viel solchen Fetten ißt, wie zum Beispiel fette Fleischwaren und Eier, vermehren sich die LDLs, denn das nehmen sie gerne auf. Wenn Du weniger gesättigte Fette und weniger Cholesterin ißt, nimmt auch die Zahl der LDLs ab.

Nick: Dann eß' ich jetzt einfach gar kein Fett mehr!

Daniel: Das ist aber auch nicht gut. Du willst doch noch wachsen. Dazu brauchst Du auch Fett! Du solltest aber die richtigen Fette essen und solche, die LDLs gerne mögen, möglichst weglassen.

Nick: Welche Fette mögen die LDLs denn noch?

Daniel: Besonders stark steigt das LDL-Cholesterin im Blut an, wenn Du sehr viele sogenannte gesättigte Fette ißt! Diese gesättigten Fette sind vor allem in Lebensmitteln, die von Tieren stammen, enthalten. Vom Tier kommt natürlich Fleisch, aber auch Butter, Schmalz, Sahne und Eier. Mit diesen tierischen Fetten solltest Du sparsam umgehen.

Lena: Welches Fett kommt denn nicht von Tieren?

Daniel: Zum Beispiel Pflanzenöle wie Sonnenblumenöl oder Maiskeimöl. Sie enthalten viele ungesättigte Fette, die das LDL im Blut senken. Oder Olivenöl und Rapsöl, die auch sehr viele ungesättigte Fette enthalten. Olivenöl und Rapsöl sind besonders gesunde Öle, denn die mögen auch die guten HDLs gern.

Nick: Sind alle Fette, die von Pflanzen stammen, gut?

Daniel: Nein, leider nicht. Kokosfett ist nicht gut. Das ist eins der wenigen Fette aus Pflanzen, das nicht gesund ist, sondern das „schlechte" LDL erhöht. Schlecht sind auch die

Die verschiedenen Fette

Kleine Bausteine von Fett nennt man Fettsäuren (FS)

Gesättigt heißen Fette, wenn alle Kohlenstoffbausteine der FS mit Wasserstoffbindungspartnern gesättigt sind. Diese Fette sind wenig biegsam und eher fest.

Ungesättigte Fette enthalten FS mit Doppelbindungen, durch die sie eine größere Beweglichkeit erhalten. Sie sind deshalb auch im Kühlschrank noch flüssig oder zumindest weich.

Fette und ihre Wirkung auf die Blutfette

Fettart	Vorkommen (Beispiele)	Wirkung
● gesättigte Fettsäuren	Butter, fettes Fleisch, Vollmilch, fetter Käse, Kokosfett	erhöhen das „schlechte" LDL-Cholesterin
● einfach ungesättigte Fettsäuren	Olivenöl, Rapsöl, spezielle Pflanzenöle, Mandeln	senken das „schlechte" LDL-Cholesterin erhöhen das „gute" HDL-Cholesterin
● mehrfach ungesättigte Fettsäuren	Sonnenblumenöl, Distelöl, Pflanzenmargarine, Nüsse, Seefisch	senken das „schlechte" LDL-Cholesterin, aber auch ein wenig das „gute" HDL-Cholesterin
● Trans-Fettsäuren	Vollmilch und fettreiche Milchprodukte gehärtete Margarine, Blätterteig	erhöhen das „schlechte" LDL-Cholesterin

Fritierfette, wie sie zum Beispiel in Pommesbuden und vielen Schnellrestaurants benutzt werden.

Nick: Heißt das etwa, daß ich jetzt keine Pommes mehr essen darf?

Daniel: Natürlich kannst Du auch weiter Pommes essen. Aber besser ist es, wenn Du mit Deiner Mutter Backofen-Pommes mit weniger Fett machst. Die schmecken Dir bestimmt.

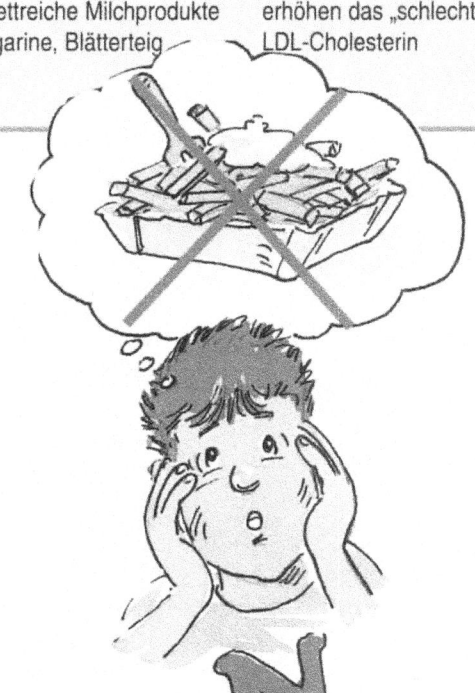

Cholesterinsenkende Kost schon bei Kindern?

Eine cholesterinsenkende Ernährung ist auch schon bei Kindern mit hohen Cholesterinwerten richtig und wichtig. Sie sollte aber unbedingt kindgerecht sein.

Kindgerecht bedeutet:

- Das Essen sollte die Energie und alle Nährstoffe liefern, die zum Wachsen, Wohlbefinden und für die Fitness gebraucht werden.

- Es soll schmackhaft und abwechslungsreich sein und Speisen enthalten, die Kinder gerne mögen (zum Beispiel Süßes).

- Spaß am Essen muß sein!

- Die Diät sollte nicht zu streng sein, denn Kinder sind keine kleinen Erwachsenen! Ausnahmen wie der Besuch eines Eiscafes im Sommerurlaub oder die Einladung zu einem Kindergeburtstag sollten erlaubt sein.

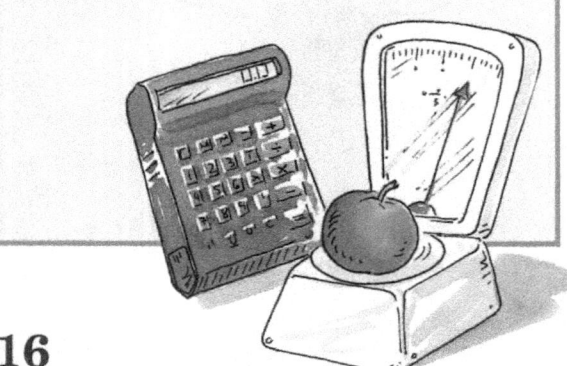

Daniel: Wenn Du Deine Ernährung richtig umstellst, kann ein zu hoher Cholesterinwert gesenkt werden. Eine richtige Ernährung heißt für Dich vor allem eine Kost mit einer guten Fettzusammensetzung und wenig Cholesterin.

Nick: Heißt das, daß meine Eltern und ich jetzt immer alles abwiegen und ausrechnen müssen?

Daniel: Komplizierte Berechnungen braucht Ihr bestimmt nicht zu machen. Es gibt einfache Grundregeln für das richtige Essen. Dadurch kann Deine Ernährung abwechslungsreich werden und Dir alles liefern, was Du täglich brauchst. Auch soll das Essen nicht fad oder trocken schmecken. Essen soll ja schließlich Spaß machen!

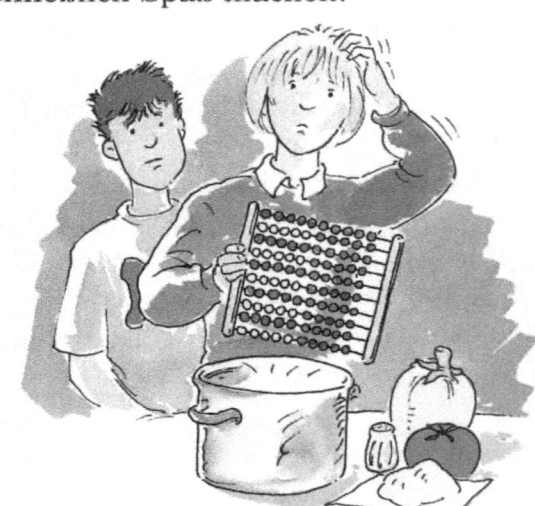

Worauf kommt es an?

Daniel nimmt ein Stück Kreide in die Hand und beginnt auf die Tafel im Spielzimmer Begriffe aufzuschreiben. Diese sind Nick und Lena zunächst etwas fremd. Aber Daniel erklärt alles:

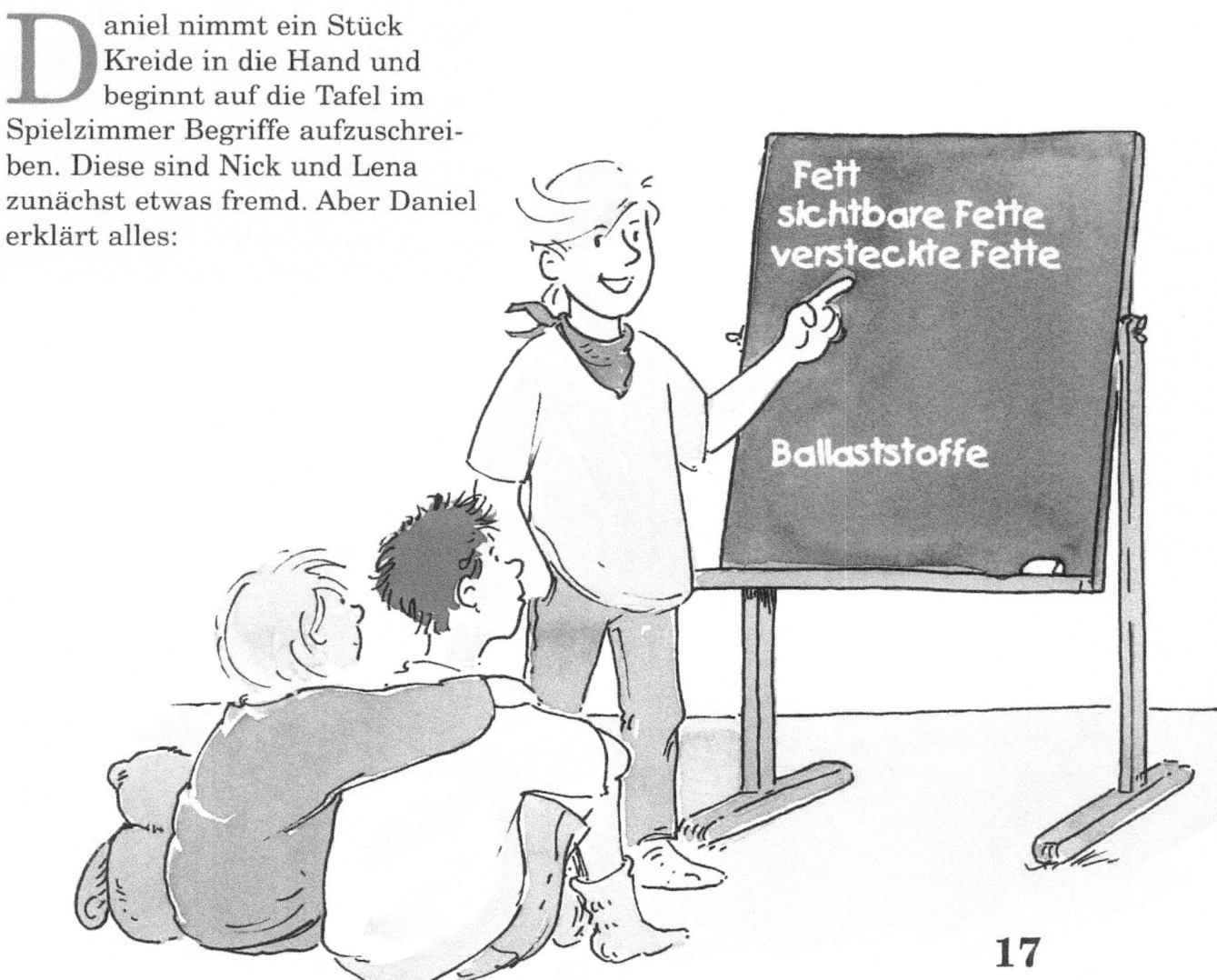

Fett ist nicht gleich Fett

Daniel: Es gibt *sichtbare Fette*, wie Butter, Margarine oder Pflanzenöl, und *versteckte Fette*, beispielsweise in Käse, Wurst, Nüssen. Beide fühlen sich recht schmierig an. Probier' es doch mal aus und nimm' eine Salami zwischen Deine Finger. Fette machen auch Fettflecken an der Kleidung und auf dem Papier.

Es gibt noch eine weitere wichtige Unterscheidung: Fette können *tierischer* oder *pflanzlicher Herkunft* sein. Viel tierisches Fett ist für Dich ungesund. Tierische Fette zählen zu den „gefährlichen" Fettarten, die das Cholesterin erhöhen. Dagegen zählen die meisten pflanzlichen Fette zu den gesunden Fetten, die das Cholesterin senken.

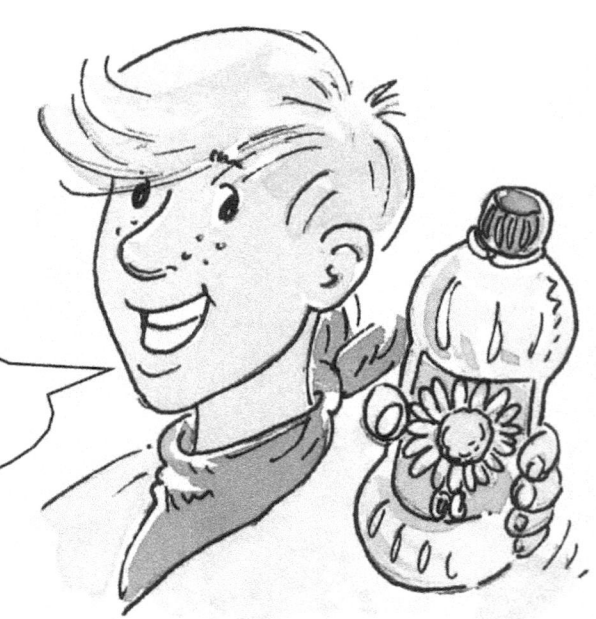

Du kannst Deinen Cholesterinwert im Blut senken, wenn Du tierische Fette meidest und ungehärtete, ungesättigte pflanzliche Fette bevorzugst!

Cholesterin

Daniel: Cholesterin ist ein Fett, das im menschlichen und tierischen Gewebe vorkommt. Cholesterin findest Du deshalb in tierischen Nahrungsmitteln, wie zum Beispiel in Eiern und Fleisch, nicht aber in pflanzlichen Lebensmitteln.

Du kannst Deinen Cholesterinwert im Blut senken, wenn Du mit cholesterinreichen Speisen sparsam umgehst!

Ballaststoffe

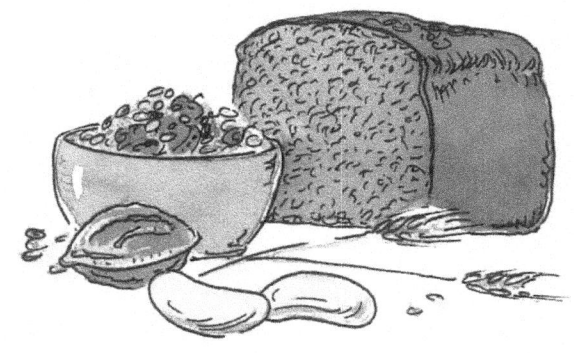

Daniel: Ballaststoffe sind nicht wie Du vielleicht denkst „Ballast" für Deinen Körper, sondern haben viele Pluspunkte. Sie regen Deine Verdauung an. Dadurch kannst Du regelmäßig zur Toilette gehen. Für Dich haben sie noch einen großen Vorteil: Sie helfen Dir, Deinen Cholesterinspiegel zu senken. Vollkornbrot, Vollkorngetreideflocken, Hülsenfrüchte und Nüsse enthalten reichlich Ballaststoffe. Die stärkste cholesterinsenkende Wirkung besitzt Haferkleie. Probier' doch mal Haferkleie in Deinen Joghurt oder Dein Müsli einzurühren.

Viel Cholesterin ist in

	Cholesterin (mg)
1 Hühnerei (60g)	290
1 Portion (100 g) Innereien (Leber, Niere)	350
30 g Sahne, 30 % Fett	33
2 Eßlöffel (20 g) Butter	48
1 Scheibe (30 g) fettreicher Hartkäse	33

Die Vitamine: ß-Carotin, Vitamin E und C

Daniel: Die Vitamine ß-Carotin, Vitamin E und C sollen reichlich in Deinem Essen enthalten sein. Sie schützen vor dem Auftreten von Gefäßveränderungen und Herzinfarkt. Sie kommen in Obst, Gemüse und Nüssen vor. Aber auch hochwertige Pflanzenöle und Margarine enthalten diese Vitamine.

Nick: Das hört sich alles etwas kompliziert an. Was soll ich denn nun essen und was nicht?

Daniel: Keine Sorge! Es ist gar nicht so schwer, sich richtig zu ernähren. Gehen wir in unsere Küche. Ich zeig' Euch ein paar interessante Sachen.

Die richtige Lebensmittelauswahl

Nick, Lena und Daniel gehen in die Küche und schauen sich um. Daniel macht den Kühlschrank auf. Im oberen Fach stehen Milch und Milchprodukte.

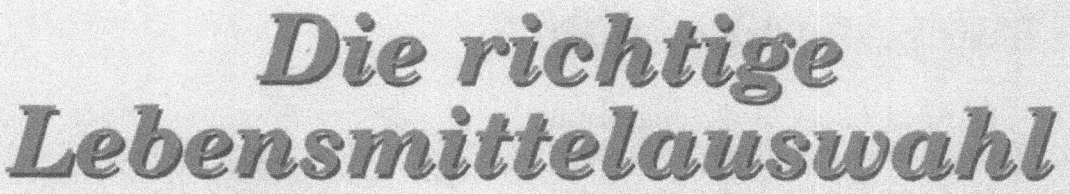

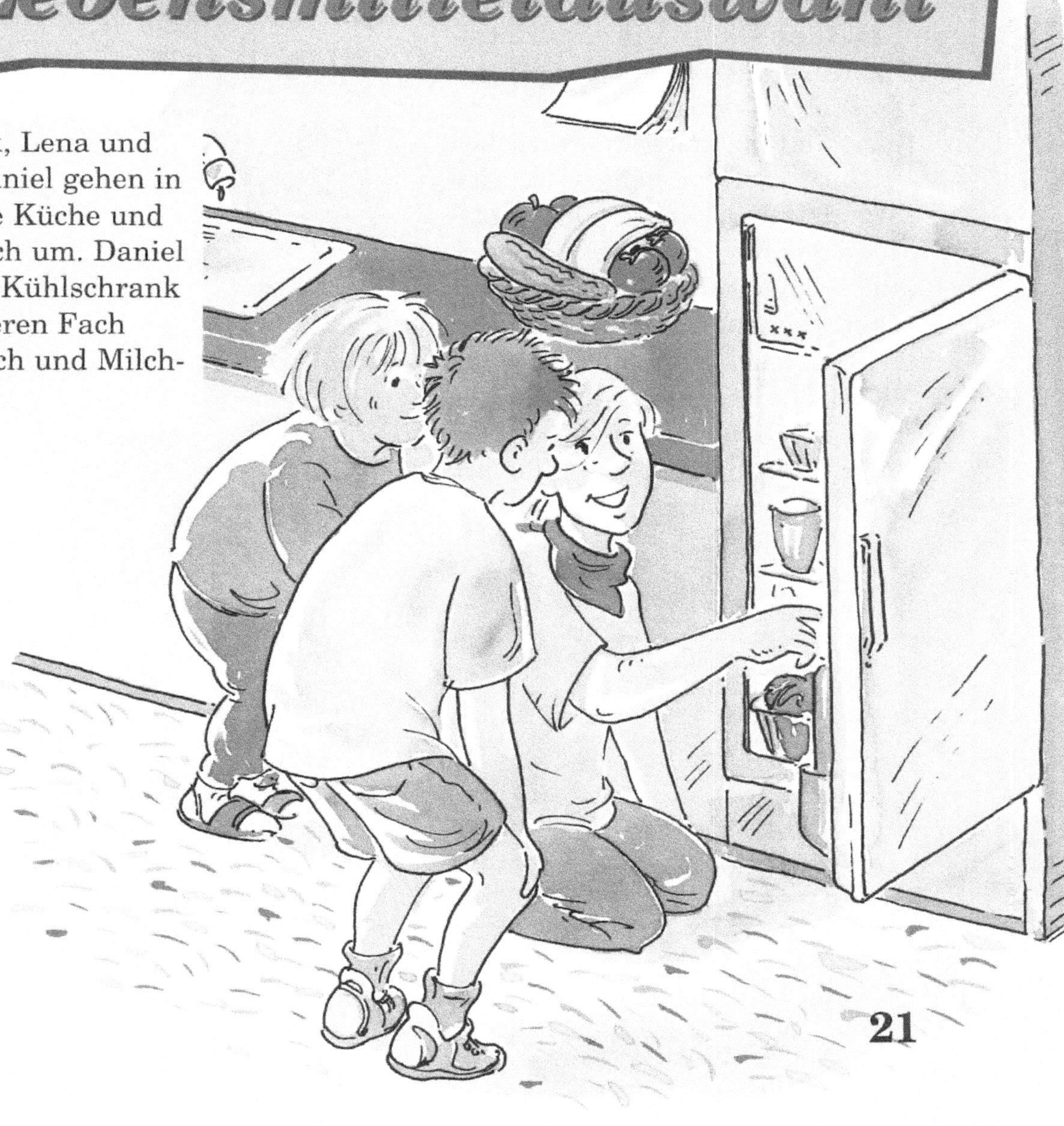

Milch, Joghurt & Co

Lena: Unsere Mutti sagt immer, daß wir viel Milch trinken sollen.

Daniel: Da hat sie ganz Recht. Die Milch und die aus ihr hergestellten Produkte wie Joghurt, Quark und Käse sind für uns sehr wertvolle Lebensmittel. Sie liefern wichtige Vitamine und Mineralstoffe, vor allem das für unseren Knochenaufbau so wichtige Kalzium.

Sie können aber auch ganz schön viel tierisches Fett und Cholesterin enthalten. Deshalb solltet Ihr vor allem die fettarme Milch mit nur 1,5 % Fett und fettarme Milchprodukte aussuchen.

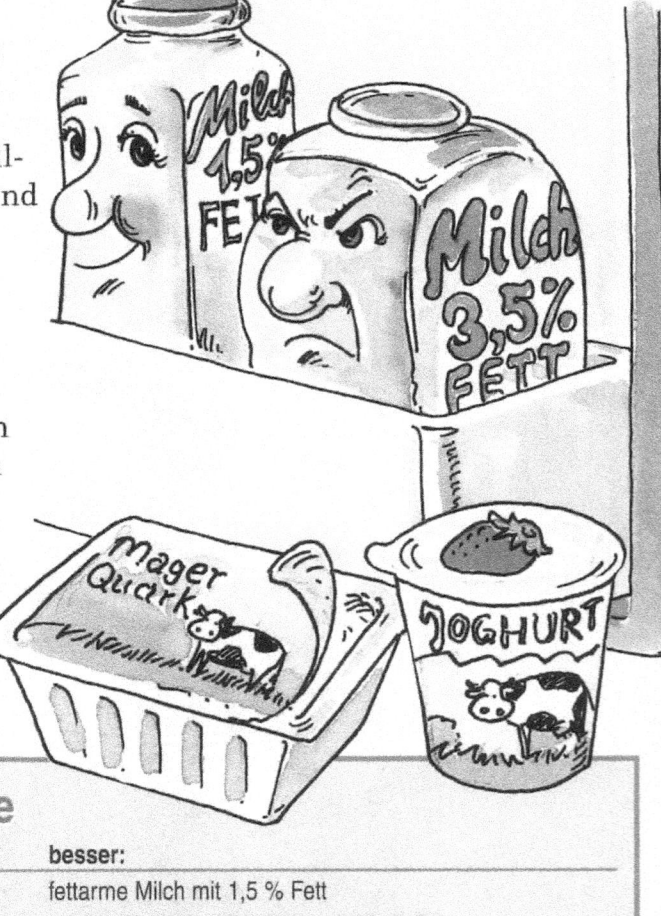

Milch und Milchprodukte

statt:	besser:
Vollmilch mit 3,5 % Fett	fettarme Milch mit 1,5 % Fett
Joghurt oder Fruchtjoghurt mit 3,5 % oder 10 % Fett	Joghurt oder Fruchtjoghurt mit 1,5 % Fett
Käse 45 % Fett i. Tr. und mehr	Käse bis zu 30 % Fett i. Tr.
Frischkäse (Halbfettstufe, Vollfettstufe, Rahmstufe)	Frischkäse (Viertelfettstufe, Magerstufe)
Sahnequark	Magerquark

Fleisch und Wurstwaren

Weiter unten im Regal liegen Fleisch, Würstchen und Wurstaufschnitt

Nick: Oh, leckere Wurst! Die mag ich so gern auf meinen Brötchen. Aber hat die denn nicht viel Fett?

Daniel: Viele Wurstsorten enthalten leider sehr viel tierisches Fett. Dazu gehören zum Beispiel Fleischwurst, Mettwurst, Gelbwurst, Blutwurst, Leberwurst und Salami. Es gibt jedoch auch fettarme Sorten, die sehr lecker schmecken: magerer Schinken, Bierschinken, Geflügelwurst und Corned beef. Leberkäse und Bratwurst sind sehr fettreich. Hast Du Appetit auf ein Würstchen, dann probier' doch lieber mal die fettärmeren Wiener Würstchen.

Nick: Ich mag aber auch Salami so gern!

Daniel: Dann solltest Du auf spezielle Diätprodukte mit niedrigem Fettgehalt achten. Diese fettarmen Salamisorten haben nur etwa halb so viel Fett wie die übliche Salami.

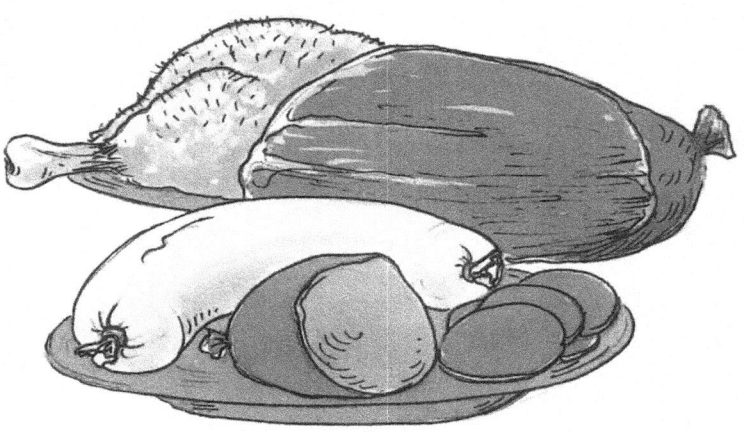

Lena: Was ist denn das Eingepackte dort hinten im Fach?

Daniel: Das ist Fleisch, das meine Mutter heute frisch vom Metzger gekauft hat.

Nick: Welches Fleisch ist denn fettarm?

Daniel: Na zum Beispiel Kalbfleisch oder Putenschnitzel. Aber auch Schweinefleisch kann fettarm sein, wenn Deine Mutti beim Metzger nach einem fettarmen Fleisch fragt.

Nick: Ich mag Hähnchen so gern!

Daniel: Hähnchen hat mageres

Fleisch. Laß' aber die Haut weg. Die hat sehr viel Fett. Sehr wenig Fett hat auch der Kabeljau. Mageren Seefisch gibt es bei uns mindestens zweimal pro Woche. Aber auch fettreichere Seefische, wie Lachs oder Makrele, sind wegen ihrer gesunden Fette geeignet.

Nick: Ihr habt ja Eier im Kühlschrank. Die haben doch so viel Cholesterin.

Daniel: Das stimmt. Aber nur das Gelbe vom Ei ist der Übeltäter. Meine Mutter läßt beim Kochen das Eigelb einfach weg und verwendet nur das Eiweiß.

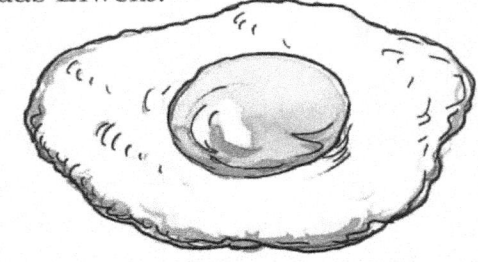

Butter oder Margarine aufs Brot?

Nick: Habt Ihr denn keine Butter im Kühlschrank?

Daniel: Butter wird aus Milch hergestellt. Also handelt es sich um ein tierisches Fett, das sich ungünstig auf Dein Cholesterin auswirkt! Dieses Fett solltest Du deshalb möglichst nicht so oft und sehr sparsam auf Dein Brot streichen.

Wir essen deshalb lieber eine gute Margarine. Jedoch ist Margarine nicht gleich Margarine. Es gibt große Unterschiede. Auch für Dich eignen sich nur die besten Sorten, also Margarinen, die rein pflanzlich sind und einen hohen Anteil an ungesättigten Fettsäuren haben. Und möglichst solche, die nicht gehärtet wurden.

Lena: Und wie erkennt man das?

Daniel: Das steht auf der Packung. Manchen Margarinen aus Pflanzenfetten wird bei der Herstellung kräftig „zugesetzt". Das heißt, man möchte sie um jeden Preis so hart machen wie möglich. Dabei sind doch Pflanzenfette von Natur aus sehr weich.

Als Faustregel könnt Ihr Euch merken: Je weicher eine Margarine ist, desto besser ist sie für Euch.

Welches Fett zum Kochen, Braten und zum Salat?

Nick: Unsere Mutti sagt, unser Körper braucht genug Eiweiß, Vitamine und Mineralstoffe, um gesund zu sein. Braucht er auch Fett?

Daniel: Fette sind nicht überflüssig. Sie liefern Energie und fettlösliche Vitamine. Pflanzliche Fette versorgen uns mit lebensnotwendigen mehrfach ungesättigten Fettsäuren.

Unsere Kost sollte wenig tierische Fette enthalten. Damit aber unsere Fettzufuhr nicht zu kurz kommt, sollten wir gute pflanzliche Fette zu uns nehmen.

Ausreichend pflanzliches Öl zum Garen und eine wertvolle Margarine als Aufstrich und zum Backen, damit braucht Ihr keine Angst zu haben, daß alles zu trocken ist und nicht gut schmeckt.

Lena: Wenn unsere Mutti Schnitzel oder Fisch in der Pfanne ausbrät, nimmt sie Kokosfett.

Daniel: Das hat meine Mutti früher auch gemacht. Es läßt sich zwar gut erhitzen, enthält aber sehr viele ungünstige gesättigte Fettsäuren.

Nick: Welches Fett ist besser?

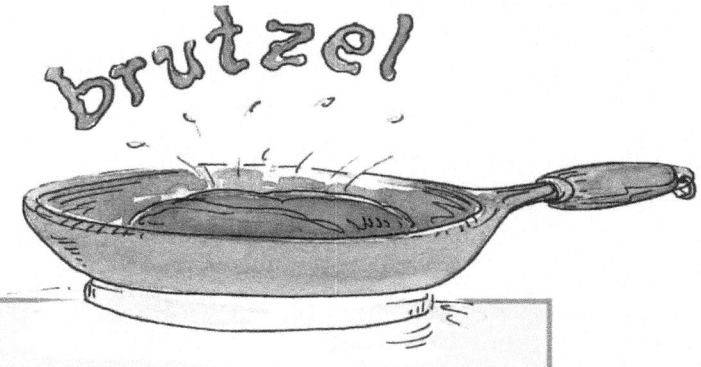

Richtige und falsche Fette

Wird das richtige Fett verwendet, sind fettfreie Garmethoden wie Dünsten in Alufolie oder Braten in der Teflonpfanne eigentlich überflüssig. Sie sollten nur bei Kindern mit Übergewicht angewendet werden. Übergewicht stellt einen zusätzlichen Risikofaktor für Herz- und Gefäßerkrankungen dar. Normalgewicht sollte demnach angestrebt werden. Durch eine Gewichtsabnahme kann LDL-Cholesterin gesenkt und HDL-Cholesterin gesteigert werden. Neben der Fettqualität ist also auch auf die Fettmenge zu achten.

Daniel schließt den Kühlschrank wieder und öffnet eine Tür des großen Vorratsschranks.

Daniel: Das ideale Pflanzenöl zum Braten ist Olivenöl oder Rapsöl. Dieses geht auch bei höheren Temperaturen, wie sie zum Braten benötigt werden, nicht kaputt.

Die mehrfach ungesättigten Fettsäuren, die zu einem hohen Anteil beispielsweise im Sonnenblumenöl oder im Distelöl vorkommen, werden dagegen bei zu langem Braten zerstört und verlieren danach ihre günstige Eigenschaft. Auch zum Dünsten und als Salatöl eignet sich Olivenöl hervorragend. Habt Ihr gewußt, daß die Menschen in Italien und Griechenland im Durchschnitt niedrigere Cholesterinwerte haben als wir in Deutschland? Ein Grund dafür könnte der höhere Verzehr von Olivenöl sein.

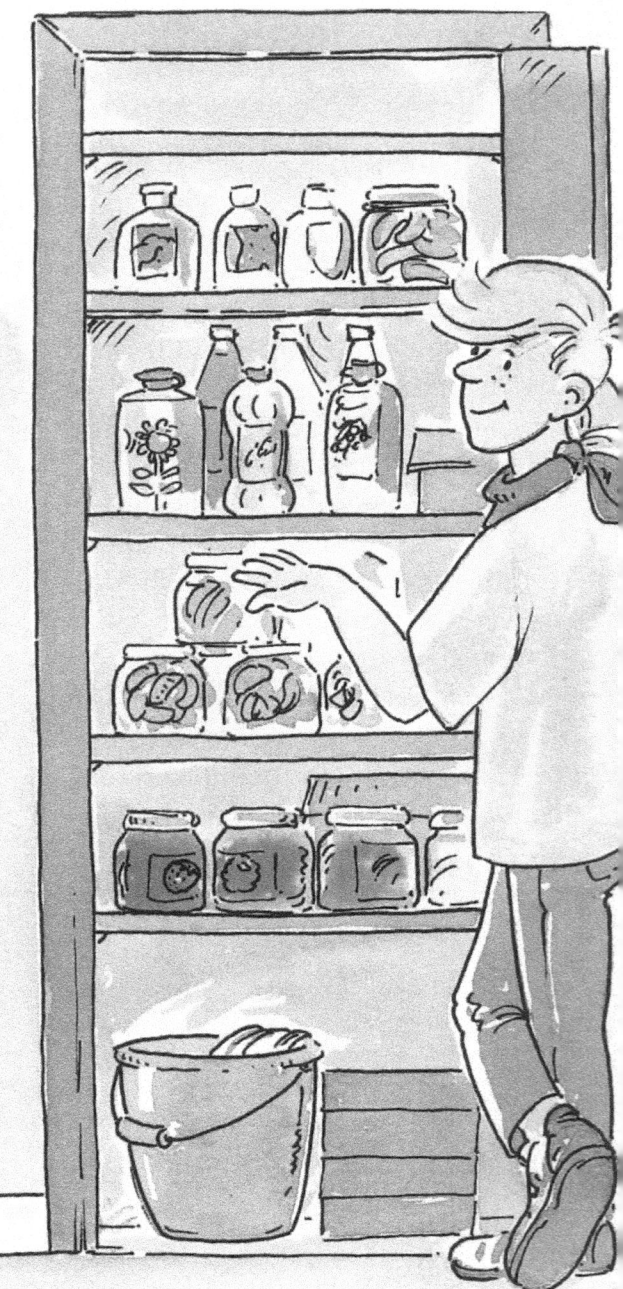

Daniel holt die Flasche mit dem Olivenöl aus dem Schrank und zeigt sie Nick.

Nick: Ich glaub', Olivenöl habe ich noch nie probiert!

Daniel: Wenn Du es einige Male probiert hast, magst auch Du sicher den leckeren Geschmack und Geruch des Olivenöles. Es hat nämlich ein ganz eigenes Aroma und unterscheidet sich dadurch von neutral schmeckenden Pflanzenölen wie Sonnenblumenöl oder Maiskeimöl. Vielleicht wird Olivenöl ja noch zu Deinem Lieblingssalatöl? Einigen Kindern ist das Aroma von Olivenöl zu intensiv. Dann könnte man zum Beispiel auch Rapsöl verwenden. In Speisen mit ein wenig italienischem oder griechischem Geschmack, wie Tomatensoße, Gemüse-Ratatouille oder Gemüsepizza (Rezept auf S. 52) macht sich Olivenöl jedoch hervorragend. Es gibt diesen Speisen erst die besondere Note.

Nick: Oh ja, das mag ich gern.

Daniel: Zu Süßspeisen, wie zum Beispiel Pfannkuchen, sollt Ihr aber lieber andere Pflanzenöle (zum Beispiel Rapsöl, Maiskeimöl oder Sonnenblumenöl) oder Margarine verwenden. Hier paßt Olivenöl nicht gut dazu.

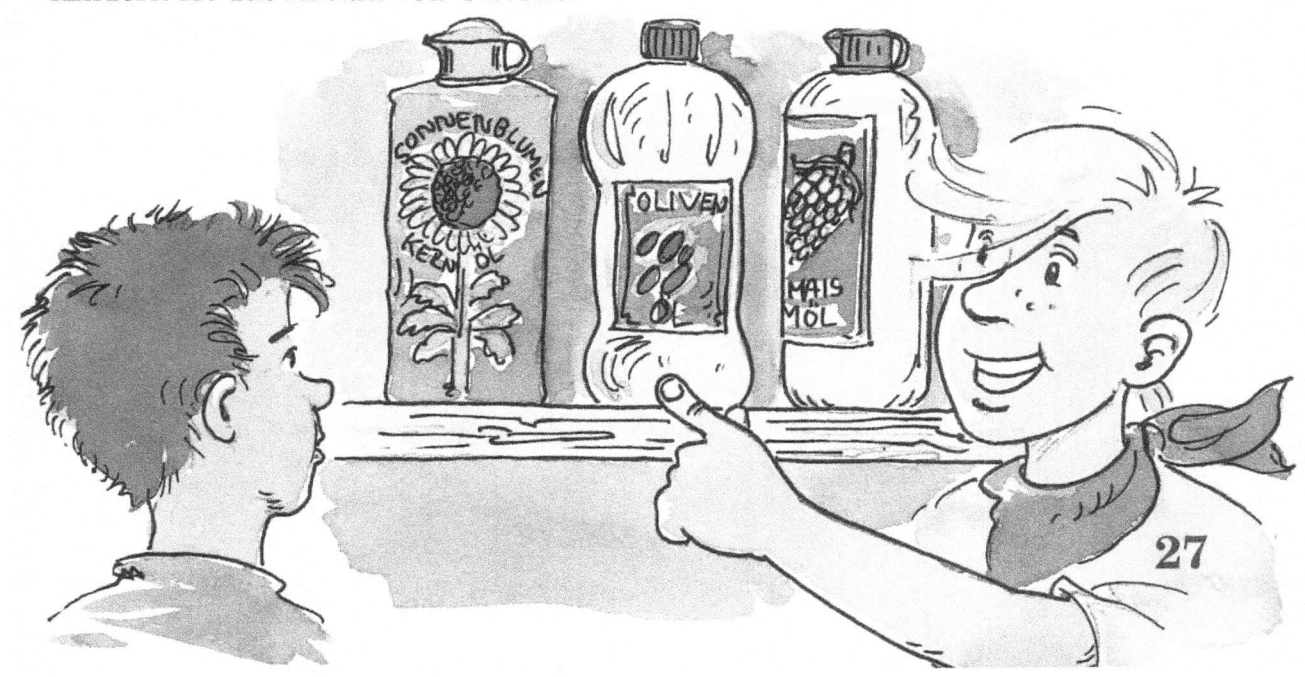

Gesund Essen zum Beispiel mit Olivenöl...

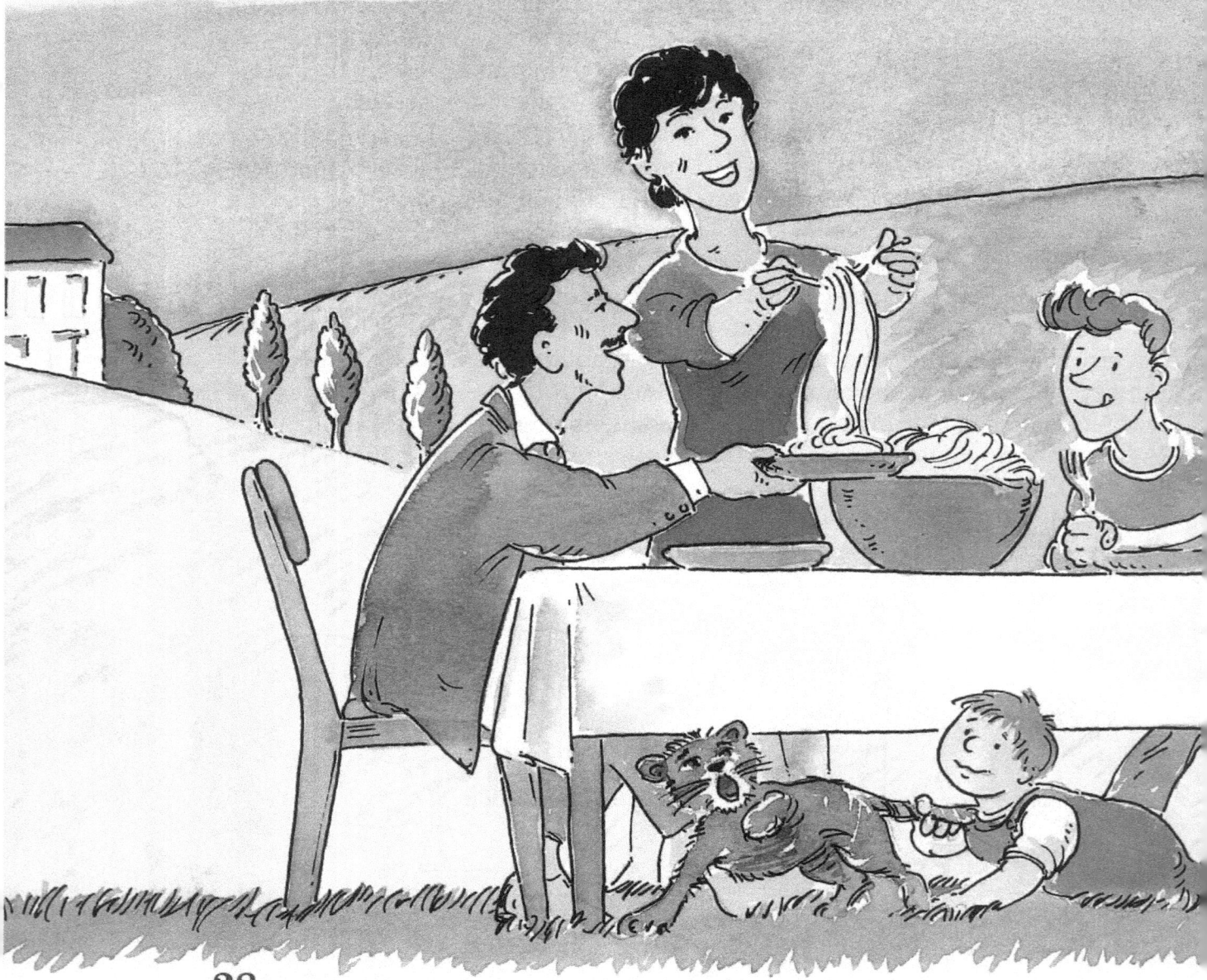

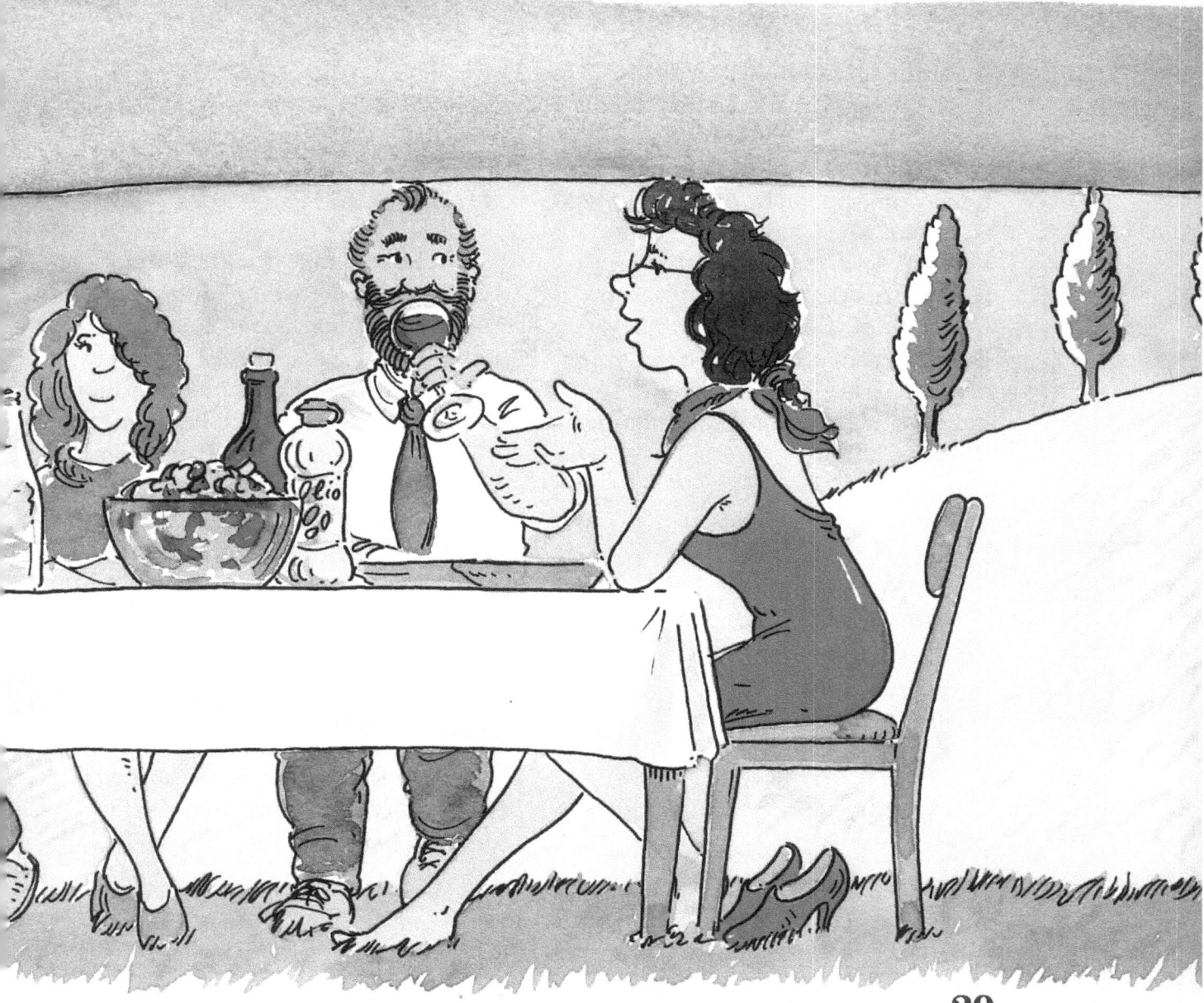

Reis

Nick: Ah, da habt Ihr ja Reis. Den macht unsere Mutti manchmal zum Hähnchen.

Daniel: Meine Mutti auch. Aber Reis schmeckt nicht nur als Beilage zu einem Fleischgericht ganz gut. Probier' doch mal ein köstliches Gemüserisotto oder einen süßen Reisauflauf (Rezept auf Seite 54). Hast Du schon mal den Naturreis probiert? Der schmeckt lecker und hat besonders viele Vitamine und Ballaststoffe.

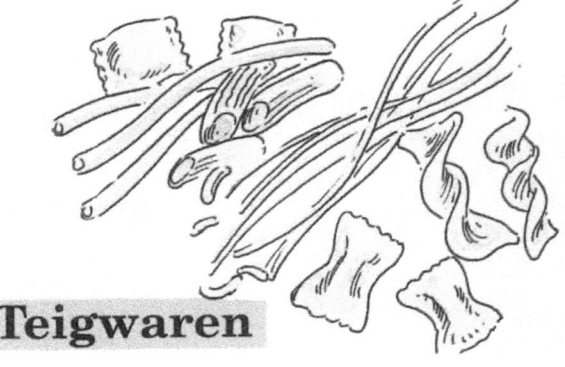

Teigwaren

Nick: Ich liebe Spaghetti. Hoffentlich darf ich die weiterhin essen!

Daniel: Aber sicher. Nudeln kannst Du essen, soviel Du magst. Nur solltest Du Eiernudeln vermeiden. Gut, daß es eifreie Nudeln gibt. Wenn Du schon mal in Italien warst, hast Du sie sicherlich schon gegessen. Italiener machen ihre tollen Nudeln nur aus Hartweizenmehl. Fertige Spätzle, die normalerweise viele Eier enthalten, sind ganz ungünstig. Besser sind hausgemachte Spätzle, wenn Du oder Deine Mutti sie mit einem cholesterinfreien Ei-Ersatzpulver anmischen (Rezept auf Seite 53).

Nick: Das ist ja prima. Und von welchen Nahrungsmitteln darf ich noch viel essen?

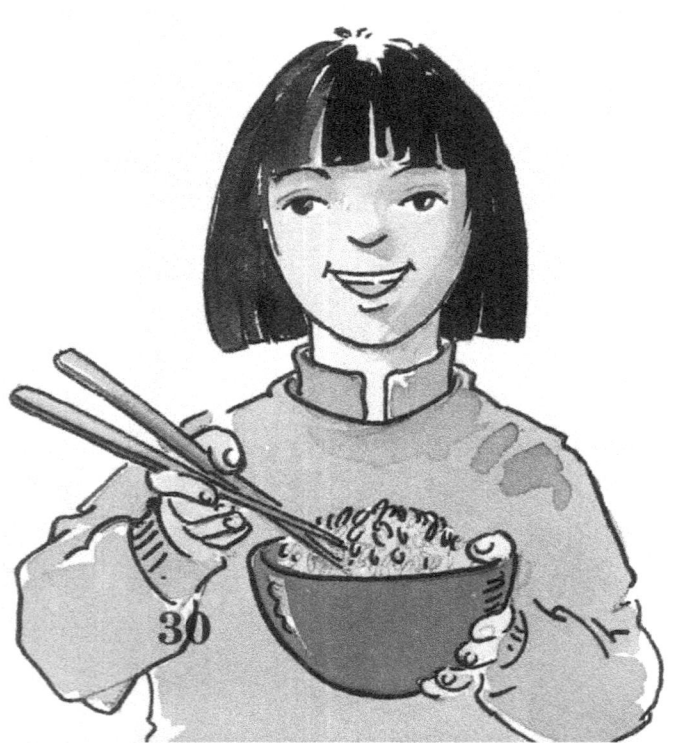

Kartoffel: „eine tolle Knolle"

Daniel: Zum Beispiel Kartoffeln. Wußtest Du schon, daß die Kartoffel ein tolles Nahrungsmittel ist? Sie enthält viel Vitamin C. Kaum ein anderes Lebensmittel läßt sich so vielseitig verwenden wie die Kartoffelknolle:

Pellkartoffeln mit Kräuterquark, Salzkartoffeln, Kartoffelsuppe, Kartoffelbrei (mit fettarmer Milch und Margarine verfeinert) sind für Dich ideale Speisen.

Dabei muß die Kartoffel gar nicht trocken schmecken. Köstliche Bratkartoffeln (in Olivenöl gebraten und mit Zwiebeln), Reibekuchen (mit Ei-Ersatzpulver gebunden und in Pflanzenöl ausgebacken) oder Bechamel-Kartoffeln (Rezept S. 53) sind auch was Leckeres für Dich. Nur bei einigen Kartoffelprodukten mußt Du vorsichtig sein:

Pommes, Chips und Kartoffelkroketten. Diese Speisen enthalten zu viele ungesunde Fette. Überhaupt solltest Du am besten alle fritierten Speisen meiden. Ich sehe gerade, es sind ja nur noch drei Kartoffeln da. Kommt, Nick und Lena, wir gehen zusammen einkaufen.

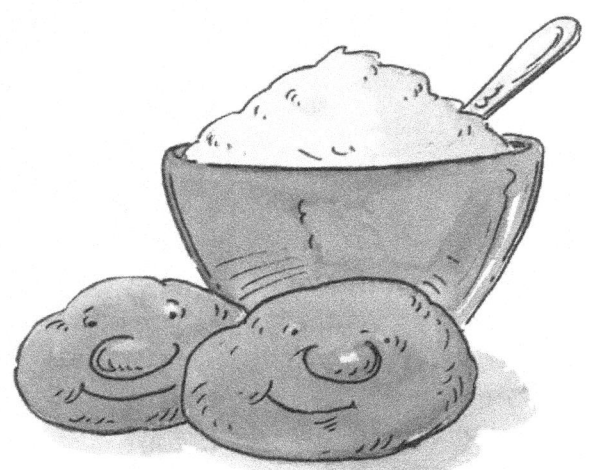

„gute" Kartoffeln

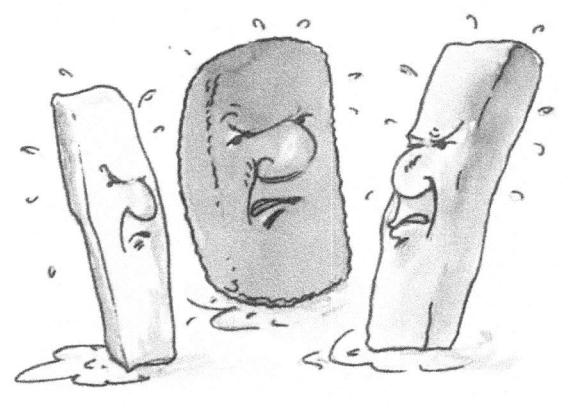

„schlechte" Kartoffeln

Nick und Daniel gehen zusammen auf den Markt, wo es sehr viel buntes Gemüse und Obst zu sehen gibt.

Gemüse

Daniel: Da schaut mal. So tolle Karotten gibt es hier. Die sehen richtig knackig aus. Und so schöne Paprikaschoten, die haben viele Vitamine.

Nick: Wie sieht es denn aus mit Gemüse und Obst, kann ich denn da alle Sorten essen?

Daniel: Ja klar! Alle Gemüse- und Obstsorten sind für Dich bestens geeignet. Sie enthalten ja kaum Fett. Und etwas fettreichere Sorten wie die Avocado haben ja günstiges pflanzliches Fett.

Lena: Und Nüsse? Die haben doch viel Fett, oder?

Daniel: Das stimmt! Aber auch dieses Fett hat eine gute Zusammensetzung. Vorsicht jedoch bei gerösteten und gesalzenen Erdnüssen. Sie haben meist kein gutes Fett.

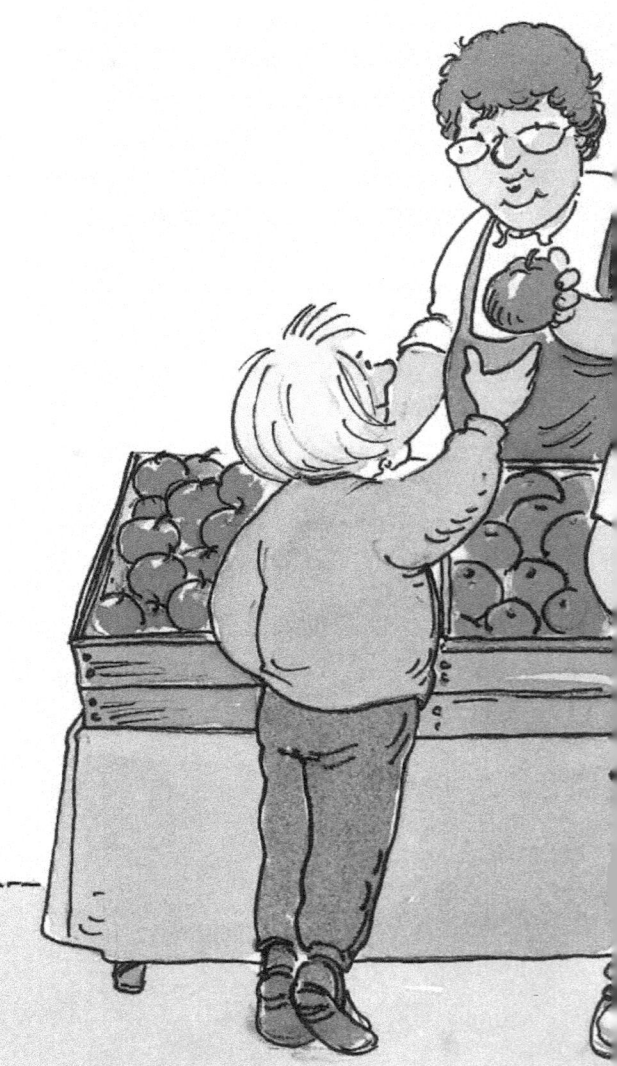

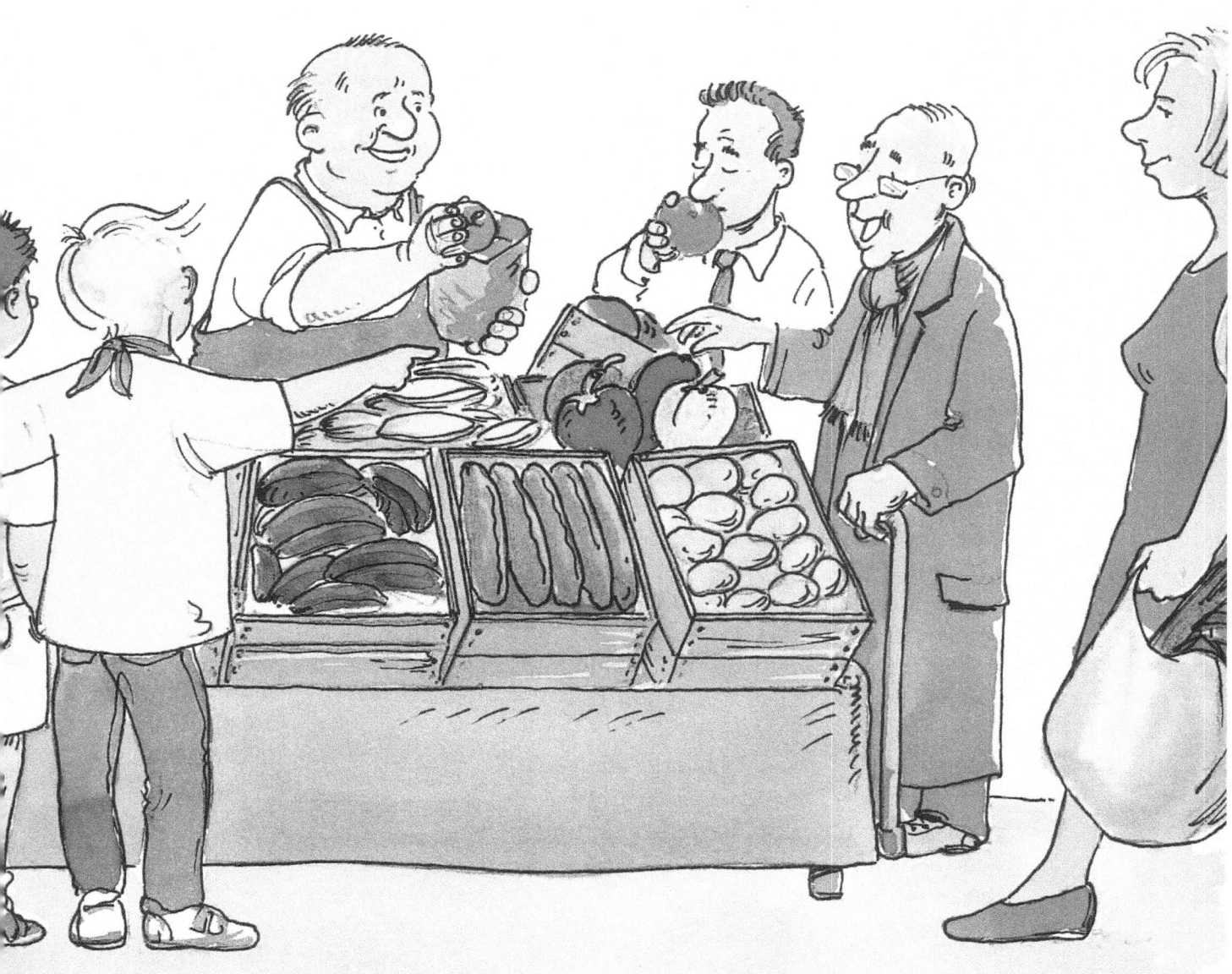

Nick und Daniel gehen in eine Bäckerei, weil Daniel noch Brot kaufen möchte.

Brot und Brötchen

Daniel: Schaut mal. So viele köstliche Brotsorten gibt es hier. Heute kaufe ich ein Vollkornbrot mit Sesamsamen.

Nick: Das habe ich noch nicht probiert. Wir kaufen hier immer Brötchen und Brezeln ein. Darf ich die denn jetzt nicht mehr essen?

Daniel: Doch, natürlich. Aber probiert ruhig auch mal Vollkornbrötchen oder Vollkornbrot. Die haben viele Vitamine und Ballaststoffe. Und sie machen lange satt, weil sie langsamer verdaut werden.

Nick: Gibt es hier denn Sachen, die ich nicht mehr so viel essen sollte?

Daniel: Da, die Croissants, die enthalten viel Butter, oder dort, die ganzen Kuchen und Torten.

Nick: Das ist aber schade. Ich eß' gern mal ein Stück Kuchen am Nachmittag.

Daniel: Ich auch! Aber nur, wenn wir den Kuchen selber backen. Wir nehmen gesündere Zutaten als der Bäcker. Wenn wir nach Hause kommen, geb' ich Euch ein paar tolle Rezepte, die Ihr ausprobieren könnt.

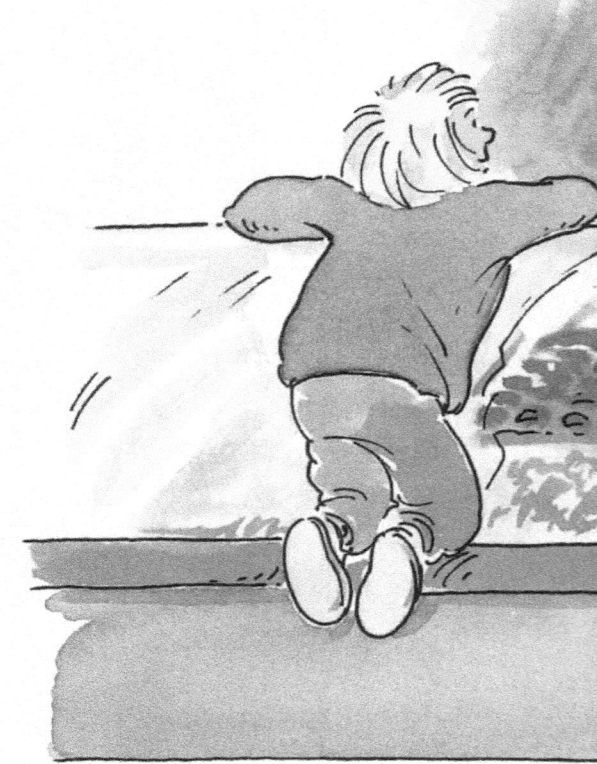

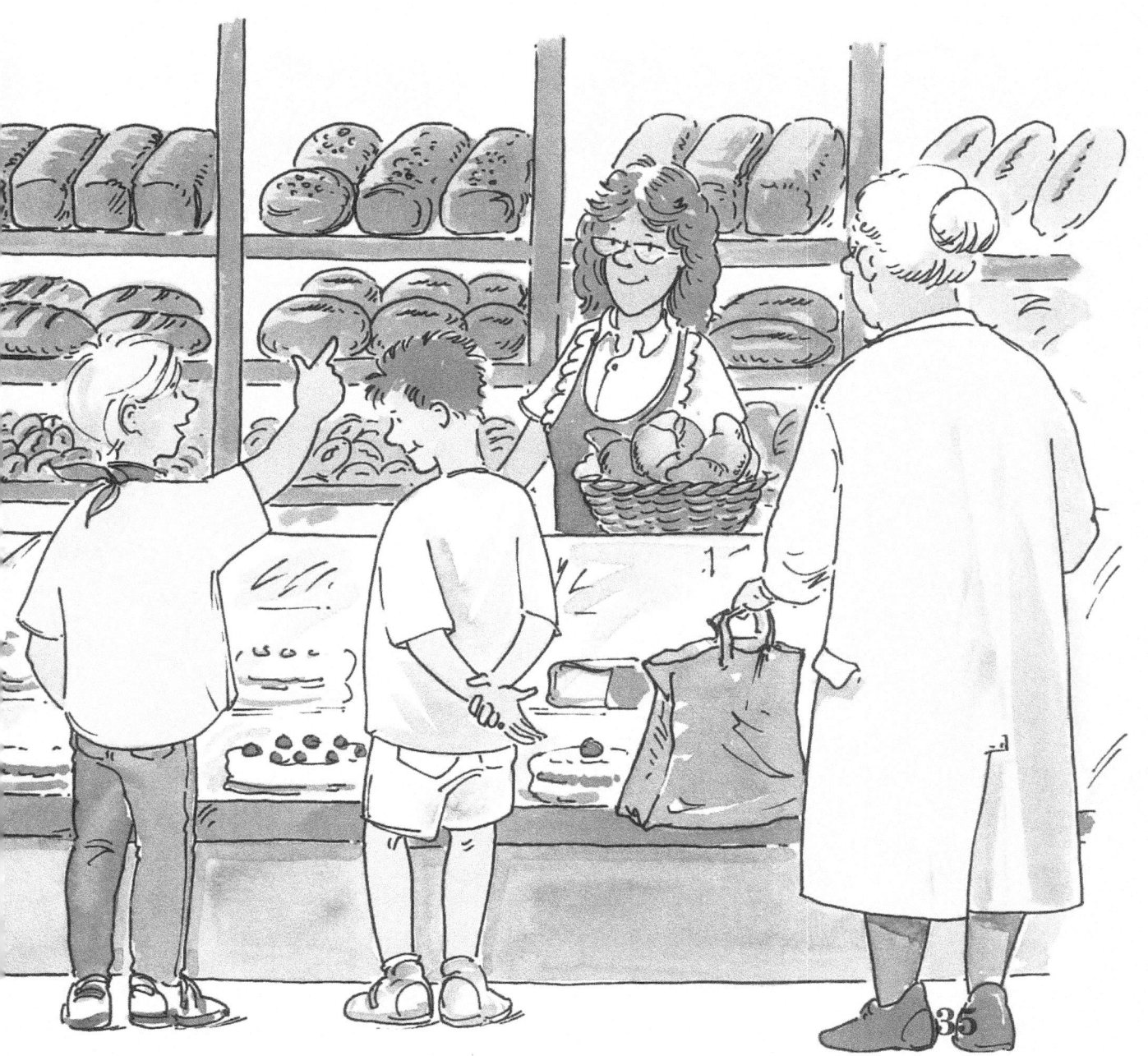

Nick: In dem Regal dort drüben sind so tolle Süßigkeiten. Muß ich denn auf die verzichten?

Daniel: Nein, ganz und gar nicht. Einige Dinge solltest Du zwar wirklich vermeiden, wie Schokolade oder Pralinen. Aber Gummibärchen, Fruchtgelees oder Fruchtbonbons haben kein Fett. Davon darfst Du ab und zu mal naschen.

Nick: Mensch, prima! Und Müsliriegel? Im Fernsehen haben sie gesagt, die sind so gesund.

Daniel: Leider stimmt das nicht ganz. Sie können ganz schön viel ungesundes Fett enthalten. Viel besser ist Studentenfutter. Das enthält gesunde Nüsse und fettarmes Trockenobst.

Lena: Kaufen wir uns hier noch ein Eis!

Daniel: Gute Idee. Am besten nehmen wir ein Frucht- oder Wassereis. Solche Sorten enthalten praktisch kein Fett und schmecken herrlich erfrischend. Ein Sahne- oder Milchspeiseeis, wie Vanille-, Nuß- oder Schokoladeneis, enthält einfach zu viel Sahne und Eigelb.

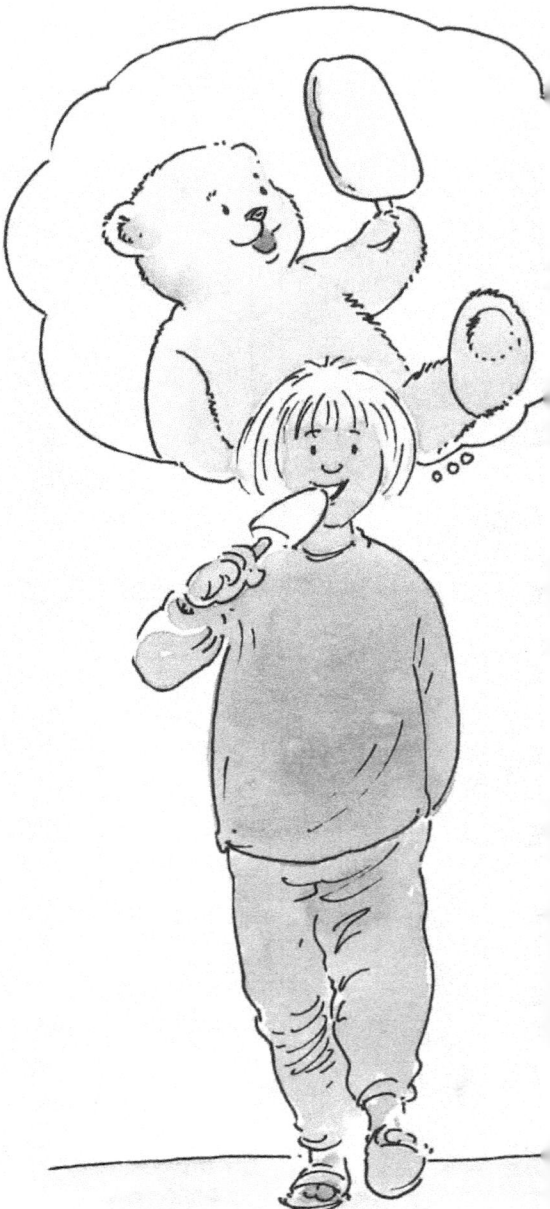

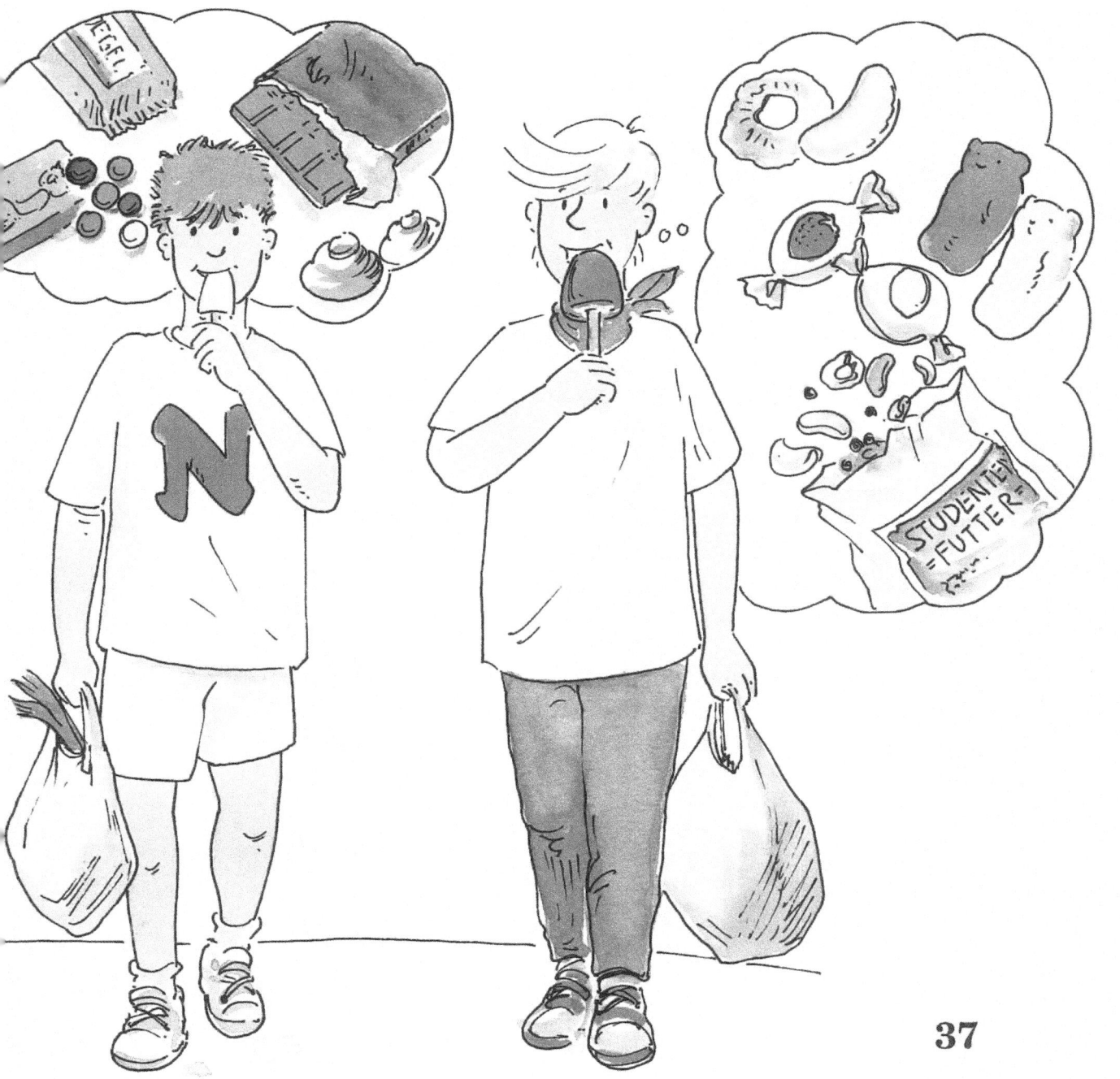

Nick, Lena und Daniel gehen nach Hause. Sie kommen an einer Bushaltestelle vorbei.

Sport macht fit und gesund

Nick: Komm schnell Daniel, da ist unser Bus!

Daniel: Nein, gehen wir lieber zu Fuß nach Hause! Wir sollten uns so viel wie möglich bewegen. Das treibt den Stoffwechsel so richtig an. Die Folge ist, daß das HDL-Cholesterin ansteigt.

Nick: Und wie ist es mit Fußball? Ich spiele einmal die Woche Fußball.

Daniel: Ja, ist doch Klasse! Gut ist alles, was Dir Spaß macht. Wichtig ist auch, daß Du es regelmäßig machst. Ich fahre jeden Nachmittag Rad, und am Wochenende gehe ich mit meiner ganzen Familie zum Schwimmen.

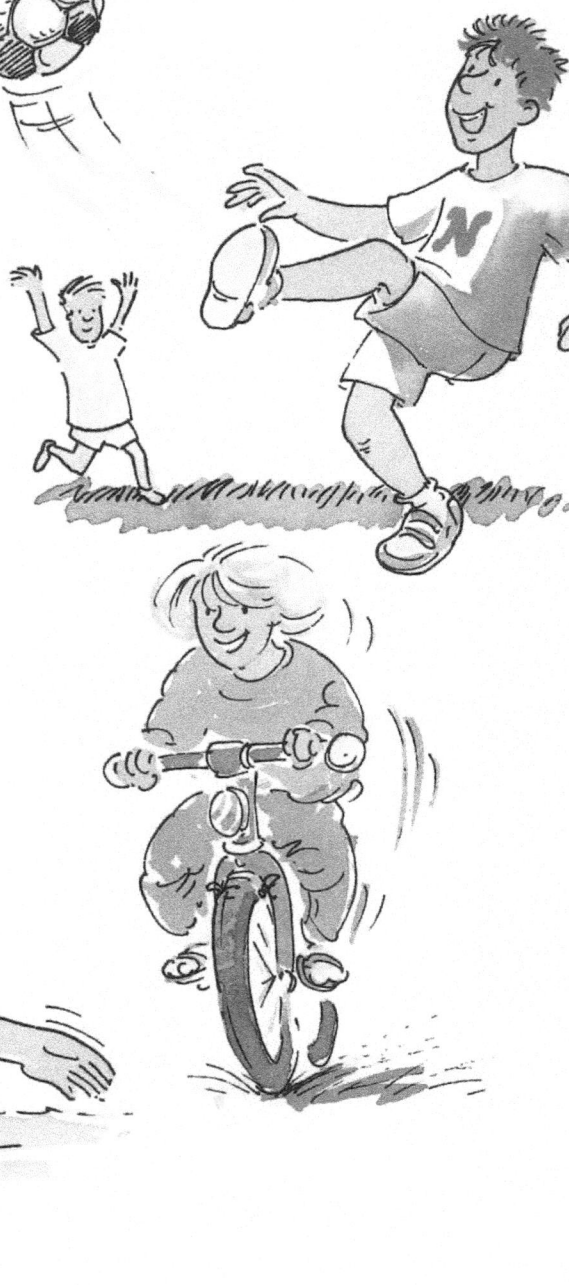

Leckeres von früh bis spät

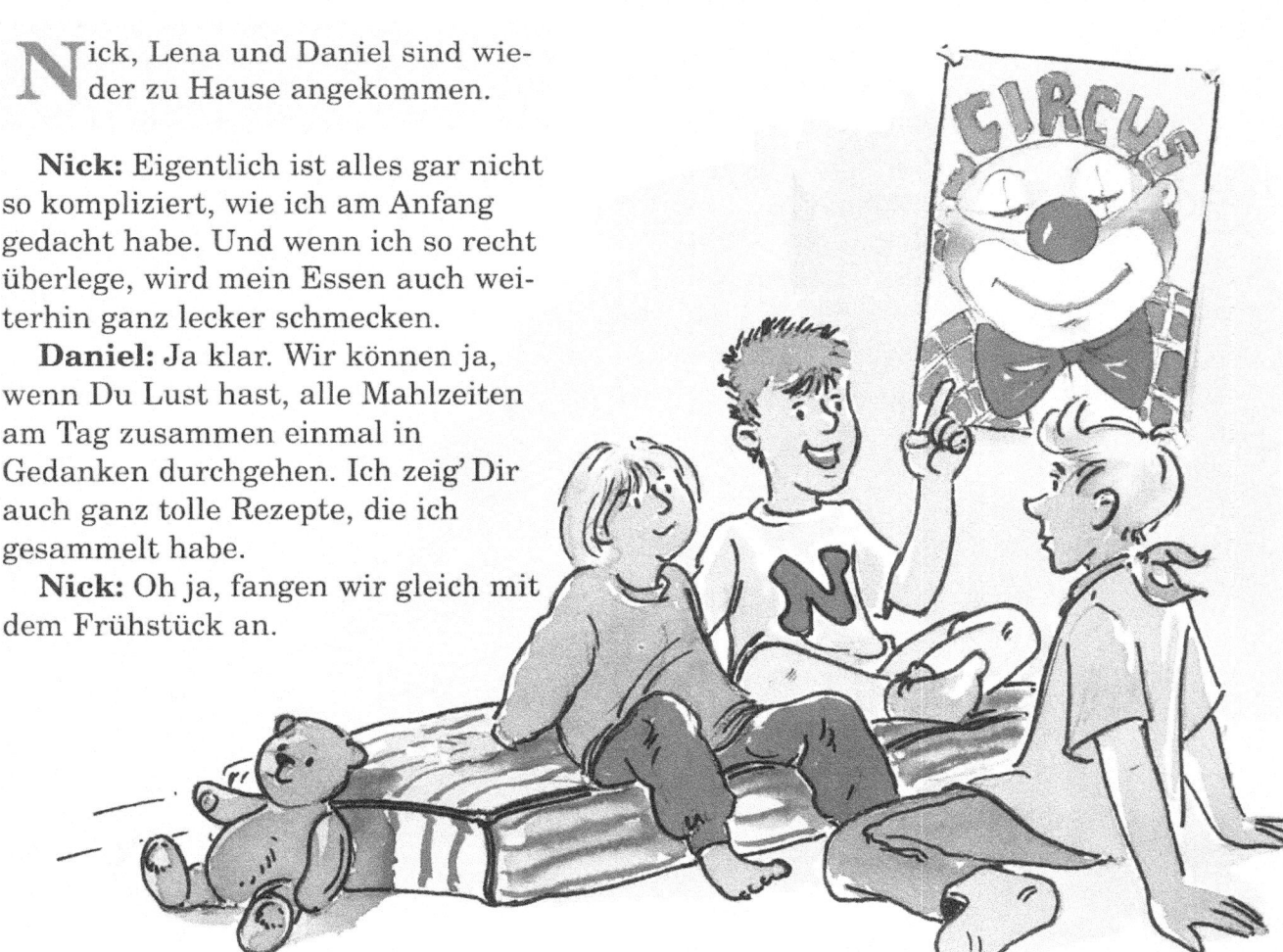

Nick, Lena und Daniel sind wieder zu Hause angekommen.

Nick: Eigentlich ist alles gar nicht so kompliziert, wie ich am Anfang gedacht habe. Und wenn ich so recht überlege, wird mein Essen auch weiterhin ganz lecker schmecken.

Daniel: Ja klar. Wir können ja, wenn Du Lust hast, alle Mahlzeiten am Tag zusammen einmal in Gedanken durchgehen. Ich zeig' Dir auch ganz tolle Rezepte, die ich gesammelt habe.

Nick: Oh ja, fangen wir gleich mit dem Frühstück an.

Frühstück: der gute Start in den Tag!

Daniel: Morgens solltest Du schon mal richtig Energie tanken, und Du bist fit und konzentriert in der Schule. Bist Du ein richtiger Morgenmuffel, oder geht es bei Dir morgens richtig hektisch zu, laß' Dich von Deiner Mutti früher wecken. Am schönsten ist ein gemütliches Frühstück mit der ganzen Familie. Eine Tasse fettarme Milch mit oder ohne Kakaopulver, Vollkornbrot, Brötchen oder ein leckeres Müsli (Rezept S. 56) bringen Dich morgens so richtig in Schwung. Solltest Du dennoch so gar keinen Appetit haben, iß' wenigstens einen fettarmen Joghurt, und nimm Dir genug in die Schule mit.

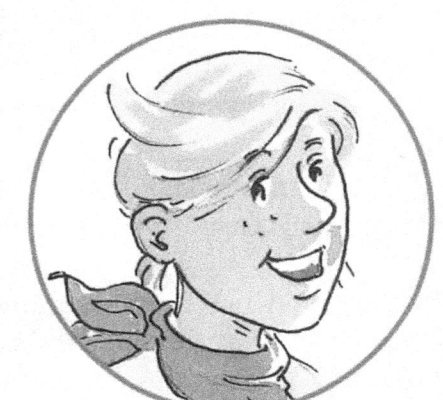

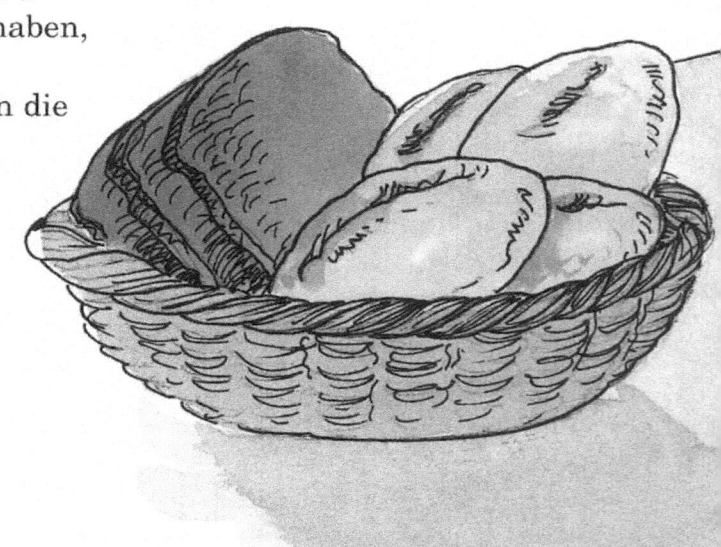

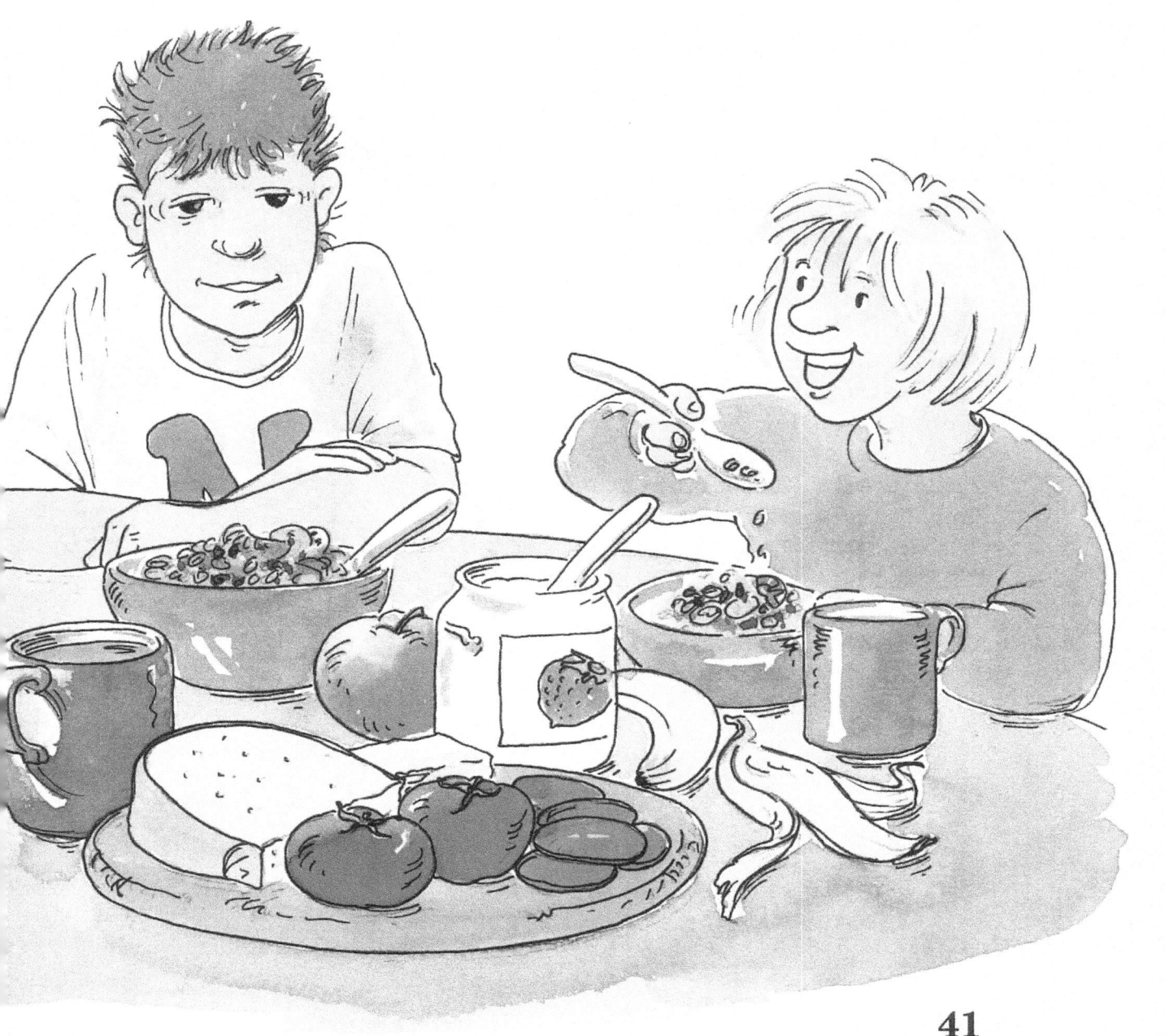

Pausenbrot: bringt neue Kraft

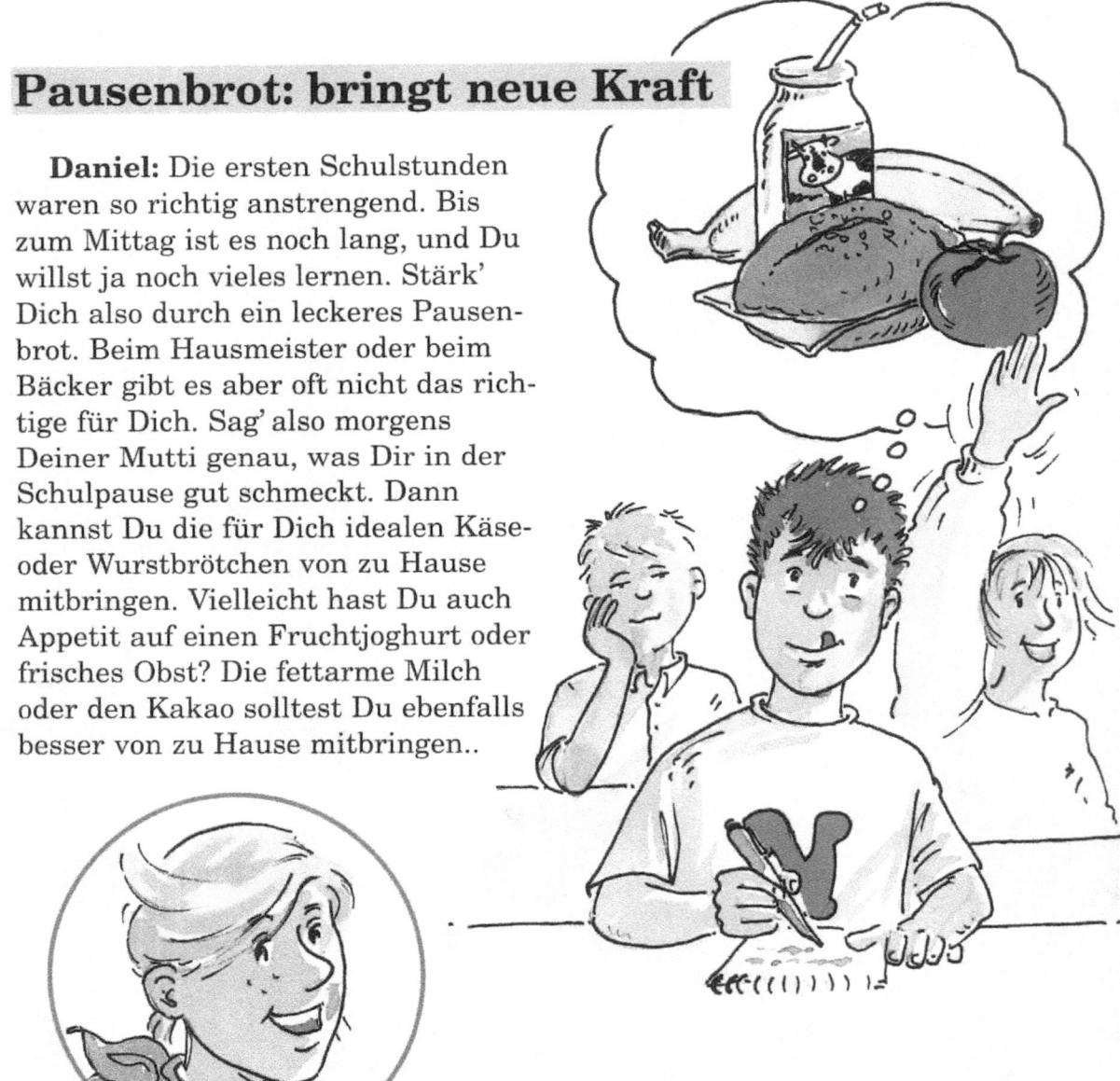

Daniel: Die ersten Schulstunden waren so richtig anstrengend. Bis zum Mittag ist es noch lang, und Du willst ja noch vieles lernen. Stärk' Dich also durch ein leckeres Pausenbrot. Beim Hausmeister oder beim Bäcker gibt es aber oft nicht das richtige für Dich. Sag' also morgens Deiner Mutti genau, was Dir in der Schulpause gut schmeckt. Dann kannst Du die für Dich idealen Käse- oder Wurstbrötchen von zu Hause mitbringen. Vielleicht hast Du auch Appetit auf einen Fruchtjoghurt oder frisches Obst? Die fettarme Milch oder den Kakao solltest Du ebenfalls besser von zu Hause mitbringen..

Nick: Wenn ich von der Schule nach Hause komme, habe ich einen Bärenhunger!

Suppen

Daniel: Ich auch. Als erstes eß' ich gerne eine Suppe. Oft können zwei Teller Suppe aber auch ein volles Hauptgericht sein. Wenn es Dich an kalten Tagen fröstelt, laß' Dich durch eine Suppe so richtig schön aufheizen! Am besten schmeckt sie aus frischen Zutaten. Suppen aus Gemüse, wie Tomaten, Blumenkohl, Broccoli, Möhren und Kartoffeln, liefern Dir viele Vitamine und Mineralstoffe. Ganz lecker sind Gemüsesuppen püriert und mit etwas Joghurt abgeschmeckt. Bist Du ein Fan von Nudelsuppen? Auch die sind für Dich prima, wenn die Nudeln eifrei sind. Probier' auch mal Haferkleie in der Suppe.

Hauptgerichte

Daniel: Freust Du Dich auch auf die warme Mahlzeit des Tages, vor allem, wenn wieder einmal Dein Leibgericht auf dem Programm steht? Denk' daran, abwechslungsreich zu essen, damit Du Deinem Körper alle wichtigen Nährstoffe zuführen kannst. Sei neugierig auf jede neue Speise, die Deine Mutti zubereitet, und laß' es Dir schmecken. Bei uns zu Hause gibt es zweimal die Woche Fleisch, natürlich fettarmes. Mindestens einmal in der Woche gibt es Fisch.

Nick: Sind normale Fischstäbchen auch okay?

Daniel: Nein, die solltest Du meiden. Genauso gut schmecken aber mit Eiersatzpulver und Semmelbrösel panierte Fischfilets, die dann in Olivenöl gebraten werden (Rezept S. 52). Ideal sind auch vegetarische Gerichte, wie zum Beispiel Gemüsepizza (Rezept S. 52), Gemüsebratlinge (Rezept S. 53) oder Gemüseaufläufe. Auch Süßspeisen, wie Pfannkuchen und Rohrnudeln, sind günstig. Wichtig ist bei allen Speisen, daß Eigelb, Sahne, Vollmilch und fettreicher Käse darin nicht vorkommen.

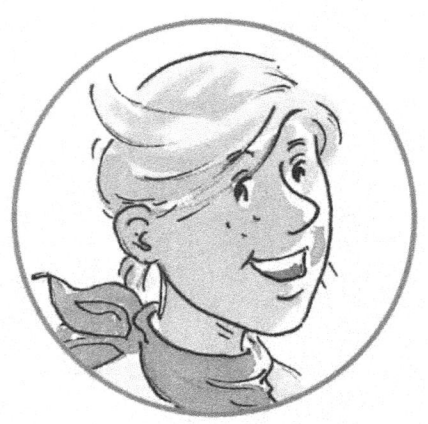
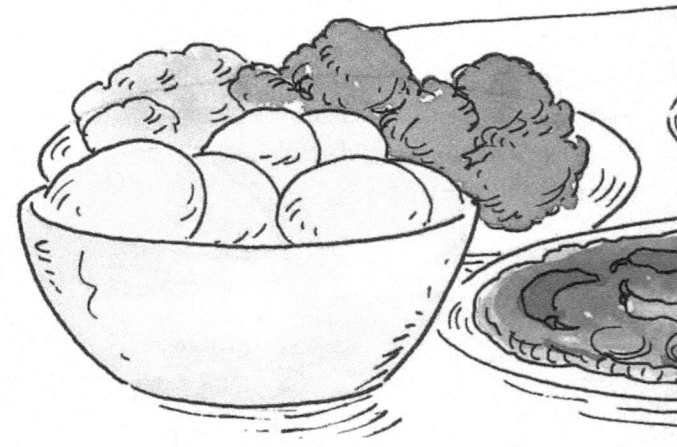

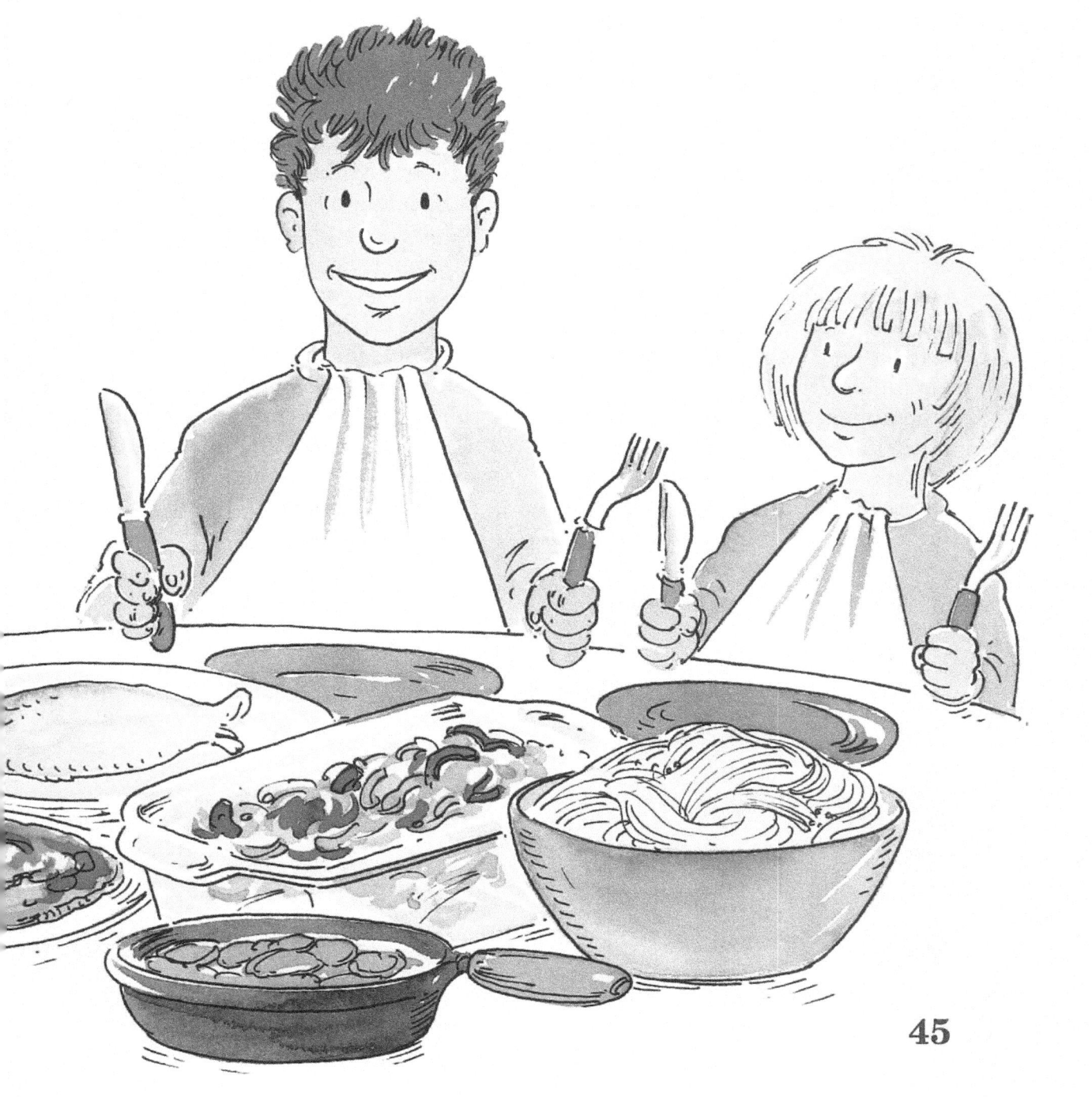

Salate

Daniel: Was hältst Du denn von Kopfsalat, Radieschen & Co?

Nick: Du meinst Grünzeug?

Daniel: Ja klar! Wußtest Du schon, daß das richtige Vitaminbomben sind? Salate passen zu vielen Gelegenheiten: als Vorspeise zum Mittag- und Abendessen oder auch als kleine Zwischenmahlzeit. Kaum eine andere Speise läßt sich so vielfältig gestalten wie ein Salat.

Kleiner Tip: Schmeckt Dir der Gemüsesalat aus Feldsalat, Chicoree, Paprika u.s.w. immer zu bitter (viele Gemüsesorten haben Bitterstoffe), dann schneidet zu Hause etwas süßes Obst mit 'rein (zum Beispiel Apfelstreifen, Erdbeeren, Mandarinen).

Besonders lecker wird der Salatteller mit kleingeschnittenem fettarmen Schinken oder Käse. Wichtig ist, daß Deine Mutti immer ein wertvolles Pflanzenöl (am besten Olivenöl) für die Marinade verwendet. Üppige Mayonnaise-Soßen liegen nur unnötig schwer im Magen. Mit einem fettarmen Joghurt und viel frischen Kräutern schmeckt ein Dressing dagegen viel frischer und doppelt so gut!

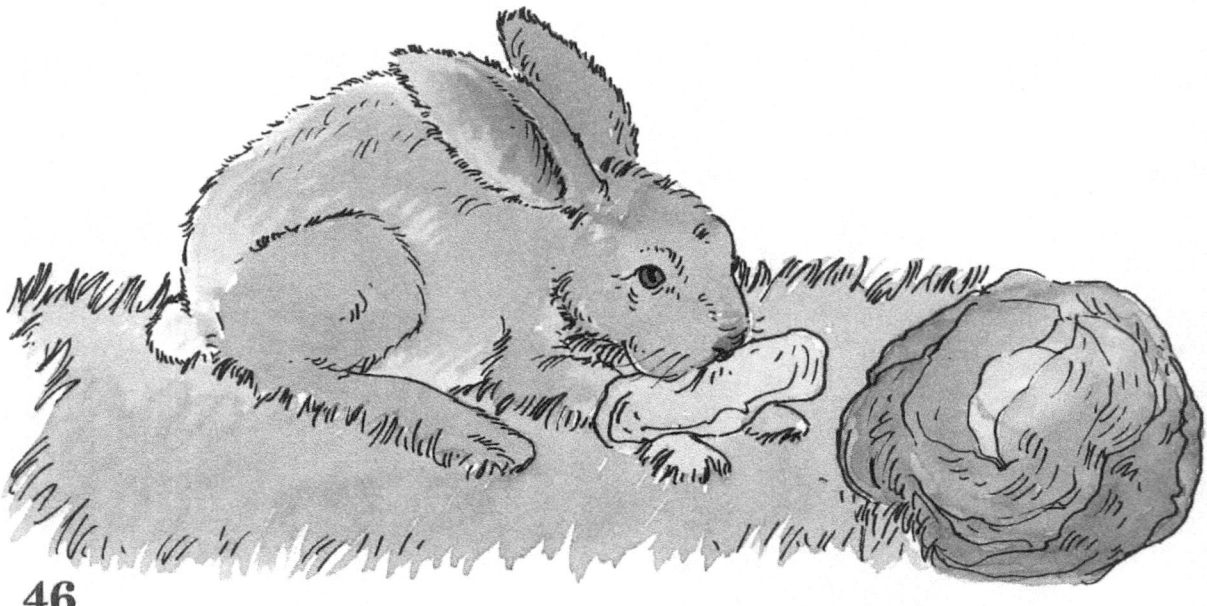

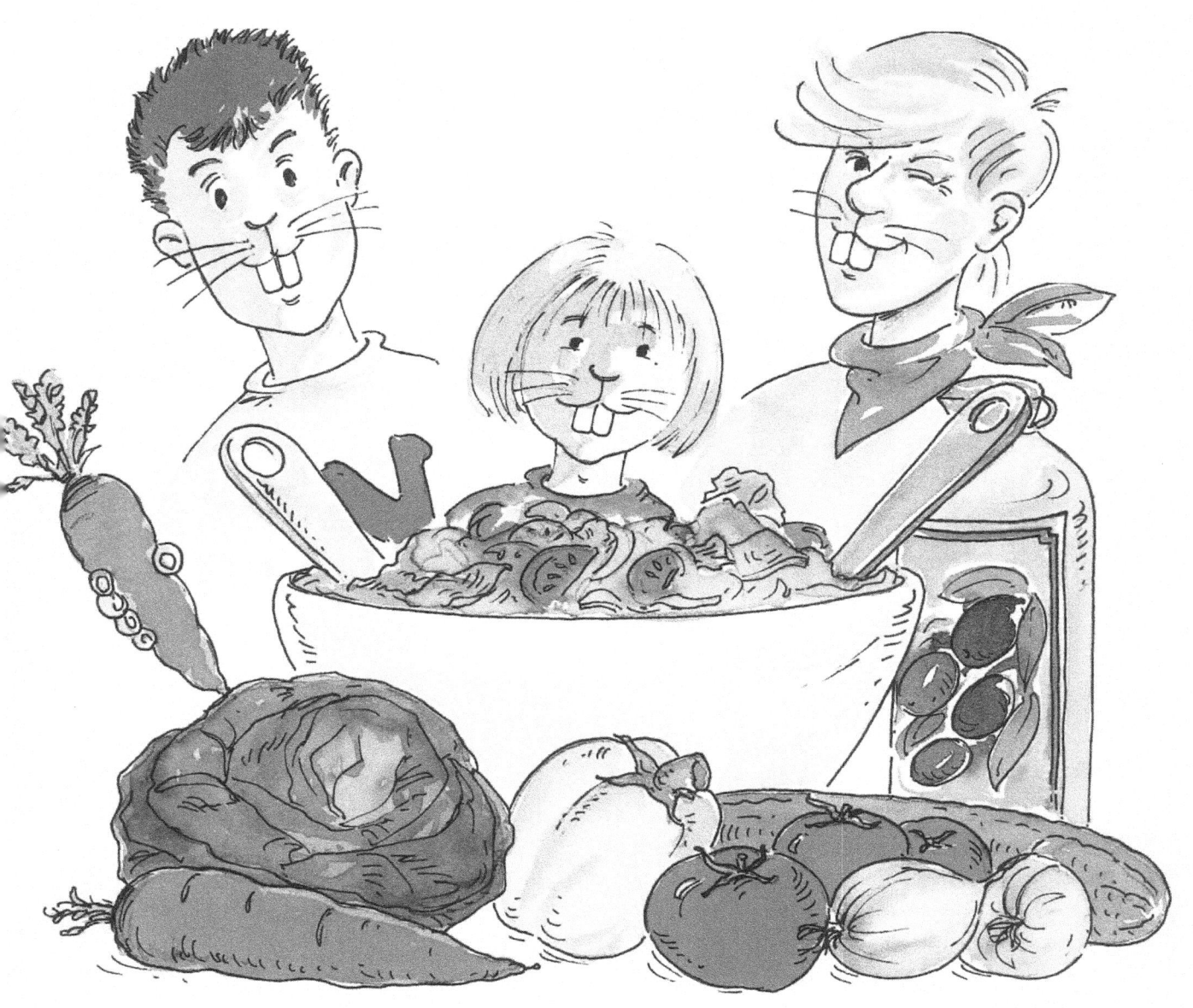

...nicht nur für Nager!

Nachtisch – der süße Abschluß einer Hauptmahlzeit

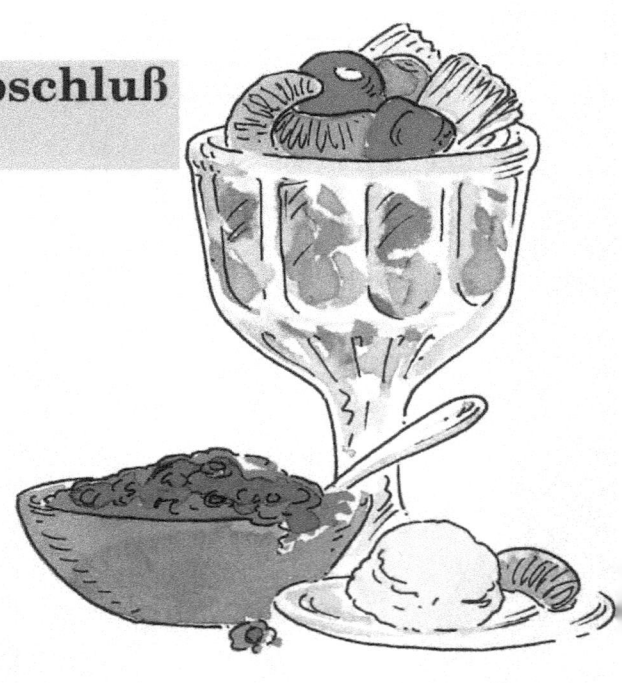

Nick: Bisher gab es bei uns immer einen süßen Nachtisch zum Schluß. Darf ich so was jetzt nicht mehr essen?

Daniel: Doch, klar kannst Du das. Es sollten jedoch keine Fettbomben wie Sahneeis, Mousse au Chocolat oder Mocca-Sahne-Creme dabei sein. Toll sind aber frischer Obstsalat, Rote Grütze (Rezept S.56) oder Zitronen-Sorbet.

Backe, backe Kuchen

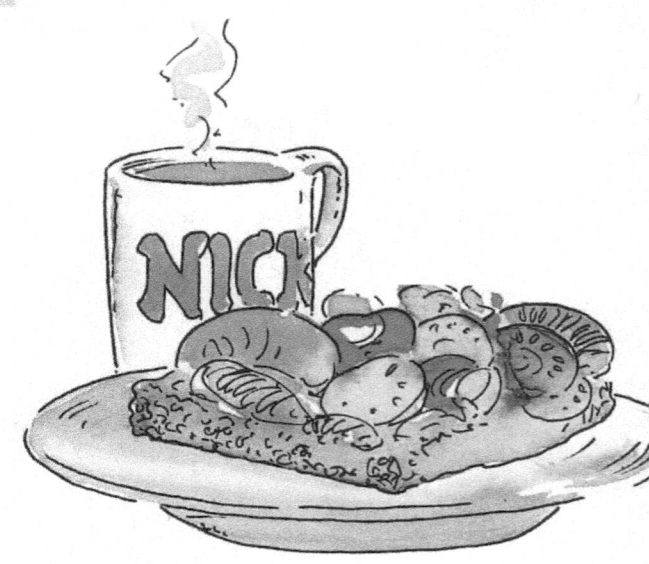

Nick: Wie steht es denn mit Kuchen. Hoffentlich darf ich den auch weiterhin noch essen?

Daniel: Aber klar. Es gibt auch ganz tolle Rezepte für Kuchen ohne Eigelb, Sahne und Butter. Am liebsten mag ich den Obstkuchen aus Quark-Öl-Teig (Rezept S.55) und mit viel Obst und Mandelsplittern als Belag. Ich helfe immer mit, wenn meine Mutti ihn backt.

Kindergeburtstagsparty

Nick: Nächsten Monat habe ich Geburtstag. Hast Du dazu nicht ein paar tolle Ideen?

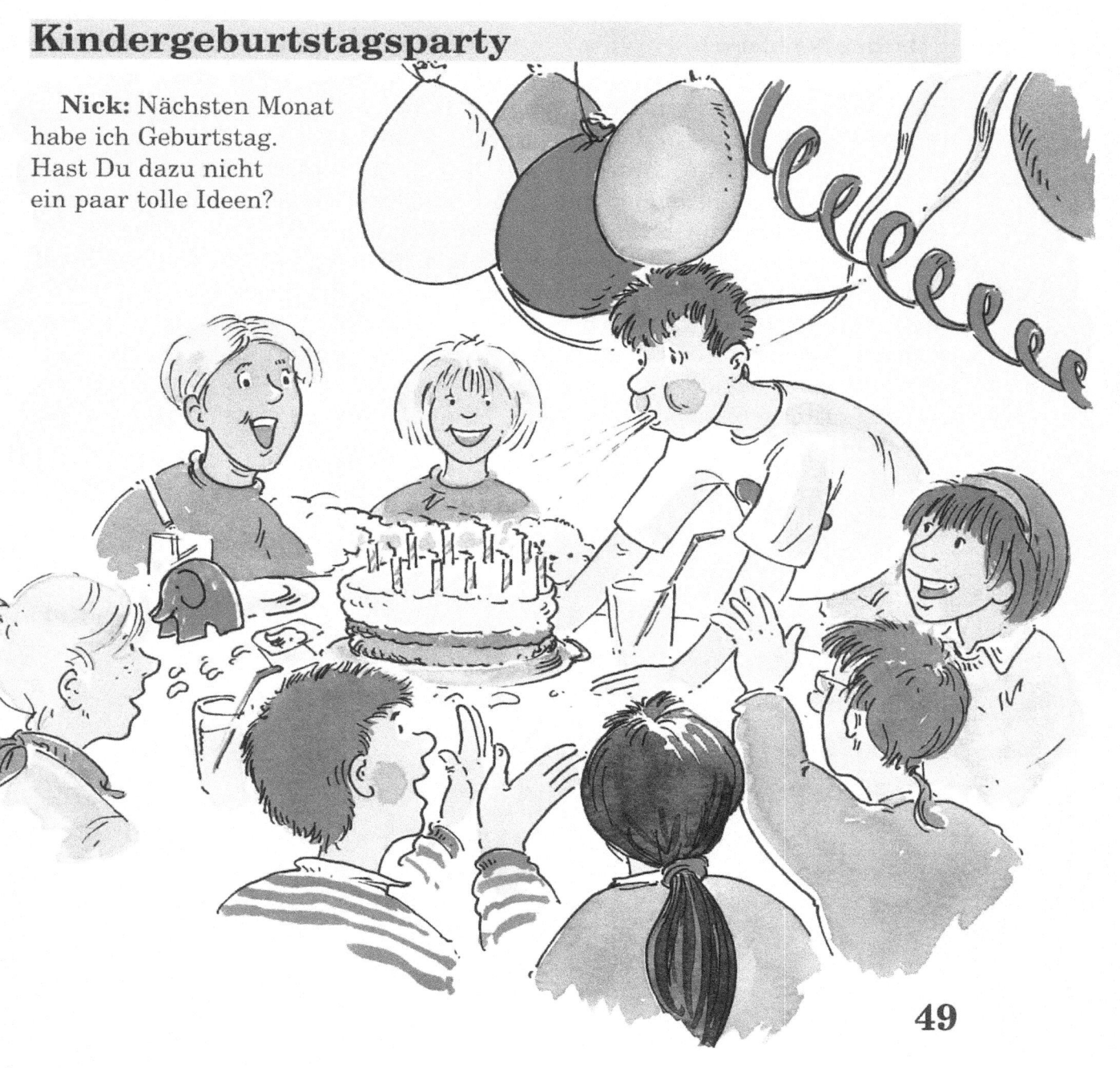

Daniel: Na klar doch!
Wenn Du oder Lena Geburtstag habt, ladet Ihr sicher viele Freunde ein und stellt das ganze Haus auf den Kopf. Auch das Essen soll riesig Spaß machen. Stell' also zusammen mit Deiner Mutti einen guten Plan zusammen. Für alles soll gesorgt sein: Limo, Fruchtsaft, Kuchen, Sandwiches, Knabbereien und für Dich geeignete Kuchensorten. Meine Mutti backt mir immer eine super Geburtstagstorte (Rezept S.55). Bunt belegte Brote mit lustigen Gesichtern kommen bei Deinen Freunden sicher gut an. Du glaubst nicht, was man mit Paprikastreifen, Karottenscheiben etc. alles machen kann! Knabbereien sollen ebenfalls nicht zu kurz kommen. Stell' also mehrere kleine Schalen auf den Tisch und füll' sie jeweils mit Haselnüssen, Mandeln, Walnüssen, Gummibärchen und Marzipankartoffeln.

Dann kann die Party losgehen!

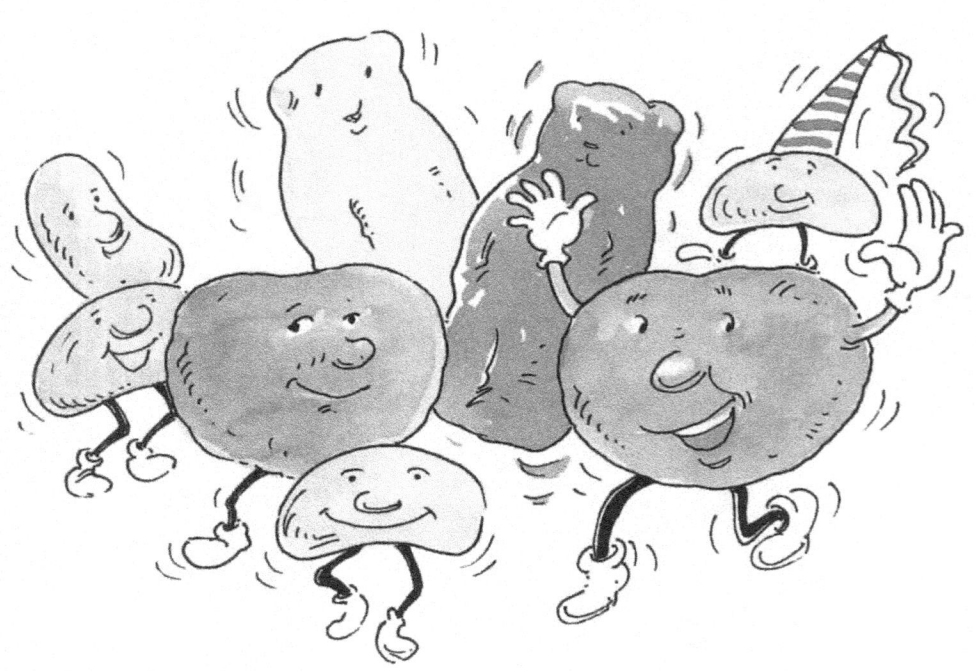

Nicks Lieblingsrezepte

Leckere cholesterinsenkende Speisen

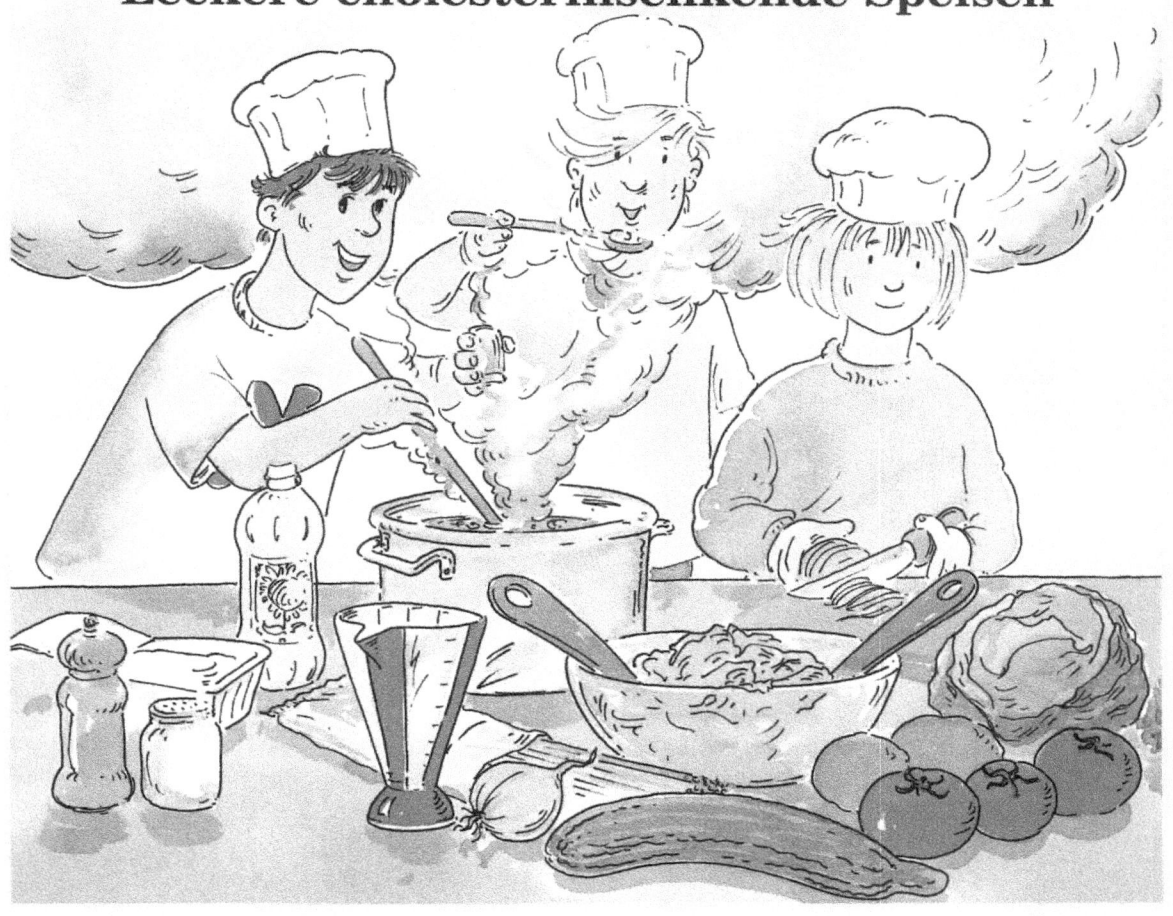

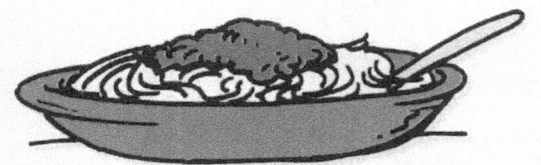

Spaghetti „Bolognese"

(für 4 Personen)

400 g italienische Spaghetti (ohne Ei), Salz, Parmesankäse (30 % Fett).
Für die Sauce: *2 EL Olivenöl, 250 g Rinderhack, 1 Zwiebel (fein gehackt), 500 g Dosentomaten, 2 EL Tomatenmark, Salz, Pfeffer, Basilikum, Thymian, Knoblauch.*

Die Spaghetti in 3 Liter kochendes Salzwasser geben. 8 - 10 Minuten kochen lassen. Dann in einem Sieb abtropfen lassen.
Für die Sauce Olivenöl in einem Topf erhitzen, Hackfleisch, Zwiebeln und Tomaten darin anbraten. Dann die Dosentomaten dazugeben (evtl. etwas Wasser nachgießen). Ab und zu umrühren, würzen.

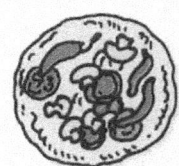

Gemüsepizza

(für 4 Personen)

Teig: *250 g Weizenmehl, ½ Würfel Hefe, ½ TL Zucker, Salz, 1 EL Olivenöl, ca. 1 Tasse lauwarmes Wasser.*
Belag: *Tomatenmark, Olivenöl, 250 g Schältomaten, 1 Zwiebel, 1 Paprikaschote, 150 g Pilze, 120 g geriebener Edamer (30 %), Gewürze: Salz, Basilikum, Thymian.*

Teig: Mit 2 EL Mehl, dem Zucker, der Hefe und dem lauwarmen Wasser einen Hefevorteig herstellen.
An einem warmen Ort 10 Minuten aufgehen lassen. Dann mit den restlichen Zutaten in einer Schüssel gründlich kneten. 60 Minuten gehen lassen. Dünn ausrollen und auf ein mit Olivenöl ausgefettetes Backblech legen.
Belag: Tomatenmark mit Olivenöl mischen, auf den Teig streichen und mit den restlichen Zutaten belegen. Mit Käse bestreuen, würzen. Im Backofen bei 200 Grad 30 Minuten backen.

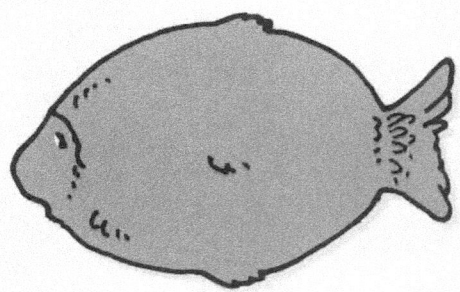

Paniertes Putenschnitzel oder panierter Seefisch

(für 4 Personen)

Putenschnitzel: *500 g Putenschnitzel, Salz, Pfeffer, Paprikapulver.*
Seefisch: *500 g Kabeljaufilet, Zitronensaft, Salz, Pfeffer.*
Panade: *Mehl, Semmelbrösel (Weckmehl), Ei-Ersatzpulver*(12 g Pulver + 40 ml Wasser) oder 1 Eiklar.*

Schnitzel klopfen, würzen bzw. Fischfilet säubern, salzen, säuern. Fleisch oder Fisch zuerst in Mehl, dann in Ei, anschließend in den Semmelbröseln wenden. Paniertes Fleisch oder Fisch in Olivenöl oder Rapsöl goldbraun braten.

(* gibt es in Apotheken und Reformhäusern)

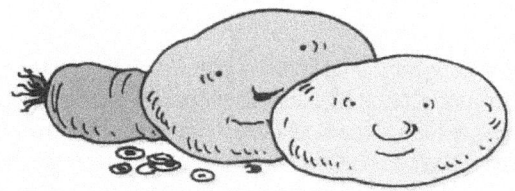

Haferflocken-Karotten-Bratlinge

(für 4 Personen)

150 g Vollkornhaferflocken, 1 altbackenes Brötchen, 300 g Karotten, 2 Eiklar, 1 EL Hefeextrakt, 200 ml Wasser, Salz, Kräuter, Semmelbrösel (Weckmehl), Olivenöl oder Rapsöl.

Haferflocken und Semmel in Wasser einweichen lassen. Karotten putzen und raspeln. Alles zusammen mit dem Eiklar zu einer glatten Masse kneten und mit Hefeextrakt, Salz und Kräutern würzen. Zu Frikadellen formen, in den Semmelbröseln wenden und in Olivenöl ausbraten.

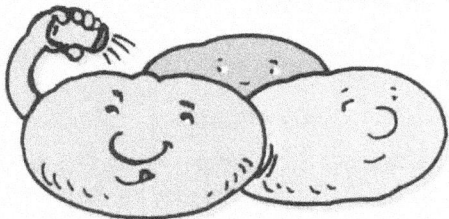

Bechamel-Kartoffeln

(für 4 Personen)

500 g Kartoffeln, 2 EL Olivenöl oder Rapsöl, 2 EL Mehl, 250 ml Milch (1,5 % Fett), geriebener Edamer (30 % Fett), Hefeextrakt oder Gemüsebrühe, Salz, Pfeffer, Muskat.

Bechamel-Soße: Mehl in Olivenöl anschwitzen, von der Herdplatte nehmen. Mit kalter Milch aufgießen. Weiter auf der Kochplatte bis zum Dickwerden rühren. Käse unterrühren. Mit Gewürzen und Hefeextrakt abschmecken. Gekochte Pellkartoffeln schälen, in Scheiben schneiden. Schichtweise mit der Soße in eine Auflaufform geben. Zuletzt mit Käse bestreuen. Im Backofen kurz überbacken.

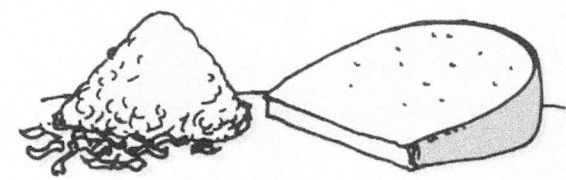

Käse-Spätzle

(für 4 Personen)

8 EL Ei-Ersatzpulver (100 g), 680 ml lauwarmes Wasser, Salz, Pfeffer, Muskat, 120 g geriebenen Edamer (30 % Fett), 180 g Weizenmehl, Kräuter.

Ei-Ersatzpulver mit Wasser und Gewürzen glattrühren, 5 Minuten quellen lassen. Käse, Kräuter und Mehl zufügen und zu einem glatten Teig verrühren.
Zugedeckt 1 Stunde quellen lassen. Den Teig mit einem Spätzlehobel in kochendes Salzwasser hineinhobeln oder mit einer Nudelpresse hineindrücken. Wenn die Spätzle oben schwimmen, sind sie fertig.

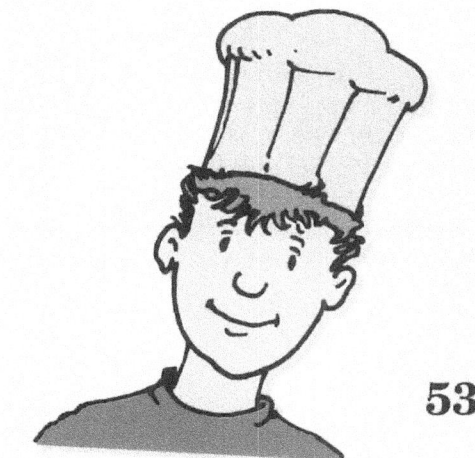

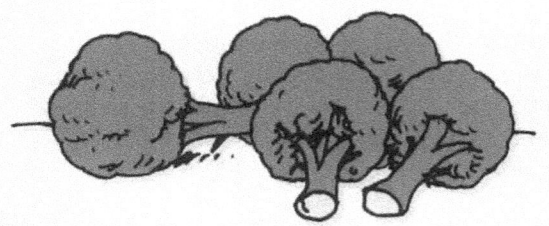

Broccoli-Cremesuppe

(für 4 Personen)

500 g Broccoli (frisch oder tiefgefroren), 500 ml Wasser, 2 EL Joghurt (3,5 %), 1 TL Hefeextrakt, Salz, Pfeffer, 1 EL Mandelblättchen.

Broccoli in etwas Wasser dünsten, im Mixer oder mit dem Pürierstab pürieren. Mit Wasser aufgießen. Nochmals aufkochen. Mit Hefebrühe, Salz und Pfeffer würzen.
Von der Kochplatte nehmen, mit Joghurt verfeinern.
Vor dem Servieren mit Mandelblättchen bestreuen.

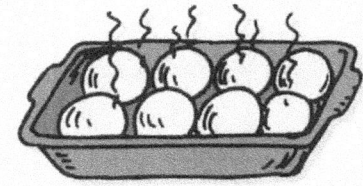

Rohrnudeln mit Vanillesoße

(für 4 Personen)

Teig: *10 g Hefe, 125 ml fettarme Milch (1,5 % Fett), 250 g Mehl, 1 EL Zucker, 1 Prise Salz, 2 EL Diätmargarine.*
Vanillesoße: *750 ml Milch (1,5 % Fett), 4 EL Vanillepuddingpulver, 3 EL Zucker.*

Hefevorteig herstellen (siehe Hefeteig bei Gemüsepizza). Mit den restlichen Zutaten in einer Schüssel gründlich kneten. Zugedeckt an einem warmen Ort 60 Minuten gehen lassen. Nochmals kurz durchkneten, aus dem Teig 8 Klöße formen, in eine gefettete Auflaufform dicht nebeneinander setzen, mit etwas geschmolzener Diätmargarine bestreichen, mit Mehl bestäuben und nochmals 10 Minuten gehen lassen. Im Backofen bei 200 °C 20 bis 25 Minuten backen.

Vanillesoße: Vanillepudding mit etwas Milch anrühren, restliche Milch aufkochen, angerührtes Pulver hineingeben, kurz aufkochen lassen und mit Zucker abschmecken.

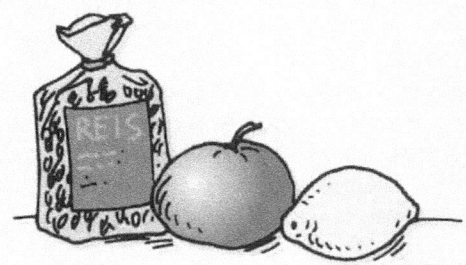

Süßer Reisauflauf

(für 4 Personen)

150 g Rundkornreis, 500 ml fettarme Milch (1,5 % Fett), 1 Prise Salz, 3 EL Zucker, 1 Packung Vanillezucker, Schale von 1 ungespritzten Zitrone, 500 g Äpfel, Saft einer Zitrone, 30 g Ei-Ersatzpulver, 80 ml Wasser, 2 Eiklar.

Reis, Milch und Salz zum Kochen bringen, 45 Minuten garziehen lassen. Zucker hinzufügen.
Eipulver mit Wasser verrühren, Eiklar zu Eischnee steifschlagen und unter den gekochten Reis heben. Geschälte und geraspelte Äpfel mit Zitronensaft beträufeln. In eine mit Diätmargarine ausgefettete Auflaufform abwechselnd Reis und Äpfel schichten. Bei 175 °C 30 bis 40 Minuten im Backofen garen.

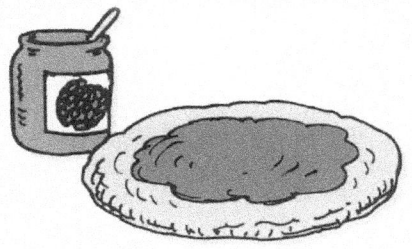

Pfannkuchen mit Himbeermarmelade

(für 4 Personen)

Teig: 8 EL Ei-Ersatzpulver (100 g), 500 ml fettarme Milch (1,5 % Fett), 500 g Mehl, 2 EL Zucker.
Zum Braten: Sonnenblumenöl; **zum Füllen:** Himbeermarmelade, **zum Bestäuben:** Puderzucker.

Ei-Ersatz mit Wasser anrühren, quellen lassen. Mehl und Zucker unterrühren. Dann nach und nach Milch unterrühren. Salzen. In heißem Öl aus dem Teig nacheinander in einer Pfanne Pfannkuchen auf beiden Seiten ausbraten. Mit Marmelade bestreichen, zusammenrollen, mit Zucker bestreuen.
(Pikante Variante: anstatt mit Marmelade mit Spinat füllen, statt Sonnenblumenöl Olivenöl oder Rapsöl verwenden).

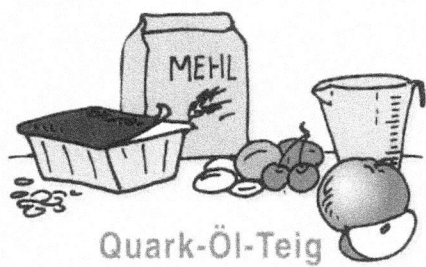

Quark-Öl-Teig

(für 4 Personen)

Teig: 75 g Magerquark, 5 EL Öl (z .B. Sonnenblumenöl), 50 ml fettarme Milch, 1 Prise Salz, evtl. Zucker nach Geschmack, 150 g Weizenmehl (oder Weizenvollkornmehl), ½ Päckchen Backpulver.
Belag: 500 g Obst (z. B. Apfelscheiben, Aprikosen, Kirschen, Zwetschgen etc.), Mandelsplitter, Puderzucker zum Bestäuben.

Den Quark mit Öl, Milch, Salz und Zucker verrühren; Mehl zusammen mit dem Backpulver darübersieben und untermischen. Den Teig rasch verkneten und auf ein mit gefettetem Backpapier ausgelegtes Backblech verteilen. Mit geputzen und zerkleinertem Obst und Mandelsplittern belegen. Bei 200 °C 30 Minuten backen. Vor dem Servieren mit Puderzucker bestäuben.

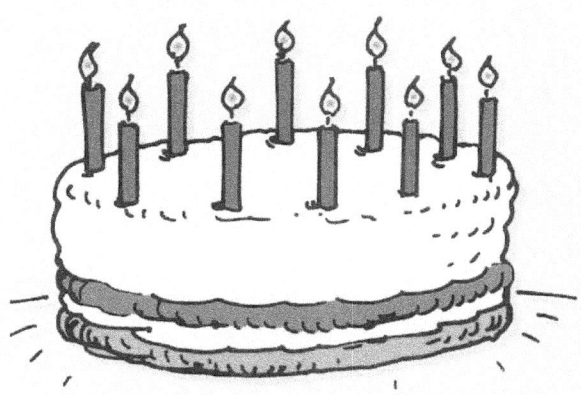

Geburtstagstorte

Mürbteig: 150 g Weizenmehl, ½ TL Backpulver, 100 g Zucker, 1 EL Ei-Ersatzpulver (plus 40 ml Wasser zum Quellen), 75 g Diätmargarine.
Belag: 150 g ungezuckerte frische oder tiefgekühlte Himbeeren, 500 g Magerquark, feingeriebene Schale von

½ ungespritzten Zitrone, 100 g Zucker, 4 Blatt weiße Gelatine, 2 Eiweiß.

Boden: Mehl mit Backpulver, Zucker, angerührtem Ei-Ersatz und kalter Diätmargarine mit kühlen Händen rasch auf einer Arbeitsfläche zum glatten Mürbteig verkneten. Auf dem Boden einer mit Diätmargarine ausgefetteten Springform von 24 cm ⌀ ausrollen. Einige Male mit der Gabel einstechen.
Bei 200 °C in 20 Minuten backen. Abkühlen lassen. Den Ring um die Bodenplatte legen und von innen mit einem langen Streifen doppelt gefaltetem Pergamentpapier auskleiden.

Belag: Die Himbeeren auf dem Teig verteilen, den Quark mit Zitronenschale und Zucker verrühren. Aufgelöste Gelatine zur Quarkmasse geben, diese dabei kräftig schlagen. Geschlagenen Eischnee vorsichtig unterheben. Dann die Masse möglichst gleich über die Himbeeren geben, die Oberfläche mit einem Spachtel glattstreichen. Für etwa 3 Stunden in den Kühlschrank stellen. Vor dem Servieren die Torte mit Geburtstagskerzen verzieren.

Saft aufkochen, mit Stärkepulver andicken, kurz aufkochen lassen, mit Zitronensaft und Zucker abschmecken. Beerenobst kurz darin ziehen lassen, erkalten lassen. In Schalen füllen, mit Vanillesoße (Rezept S. 54) übergießen.

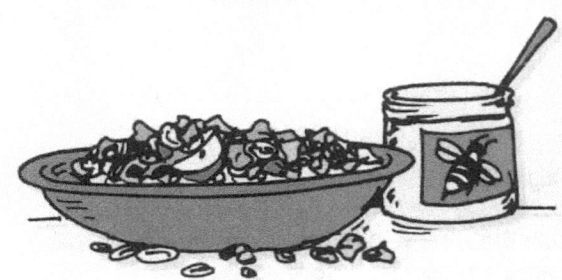

Knuspermüsli

(für 1 Person)

30 g Cornflakes, 20 g Vollkornhaferflocken, 150 ml fettarme Milch (1,5 %), 1 kleiner Apfel, 10 g Haselnüsse, 1 TL Honig.

Cornflakes und Haferflocken in Milch einweichen, geraspelten Apfel und geraspelte Nüsse unterrühren. Mit Honig abschmecken.

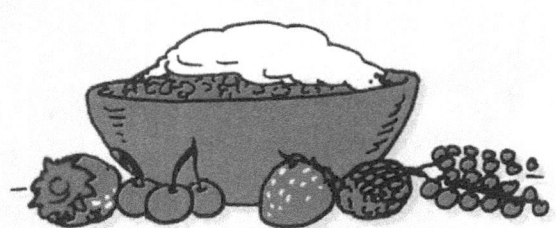

Rote Grütze mit Vanillesoße

(für 4 Personen)

500 g rote Beeren (Himbeeren, Johannisbeeren etc.), ½ l Johannisbeer- oder Kirschsaft, Zitronensaft, 3 EL Zucker, 3 EL Stärkepulver.

Anhang

ERNÄHRUNGSEMPFEHLUNGEN FÜR KINDER UND JUGENDLICHE MIT STARK ERHÖHTEN CHOLESTERINWERTEN IM BLUT (HYPERCHOLESTERINÄMIE)

Bei Kindern und Jugendlichen mit stark erhöhten Werten für das Cholesterin und das für die Blutgefäße besonders ungünstige LDL-Cholesterin ist eine Ernährungsumstellung die Grundlage jeder Behandlung. Viele Kinder und Jugendliche erzielen allein mit einer Ernährungsumstellung eine gute Senkung der erhöhten Cholesterinwerte. Bei anderen Betroffenen werden zusätzlich Medikamente notwendig, die aber stets nur ergänzend zur Diät eingesetzt werden.

In eigenen Untersuchungen bei Kindern und Jugendlichen im Alter zwischen 2 und 18 Jahren, die unter häuslichen Bedingungen im Zeitraum von eineinhalb Jahren eine Diät einhielten, fanden wir eine Senkung des LDL-Cholesterins um durchschnittlich immerhin 18 %. Die Diätbehandlung ist also gut wirksam, die Mühe lohnt sich!

Grundregeln

Für den Cholesterinspiegel ist der wichtigste Einflußfaktor in der Nahrung die Art (Qualität) der gegessenen Fette.

Unsere Nahrung enthält sichtbare (zum Beispiel Streich- und Bratfette) und versteckte Fette (zum Beispiel in Käse, Wurstwaren). Diese Fette können gesättigt oder ungesättigt sein. Gesättigte Fette heben den Cholesterinspiegel. Besonders ungünstig sind gesättigte Fettsäuren, die 12, 14 oder 16 Kohlenstoffatome enthalten. Diese besonders ungünstigen gesättigten Fettsäuren kommen vor allem in Milchfetten (Vollmilch, Sahne, Butter, fette Käsesorten), anderen tierischen Fetten (zum Beispiel Schmalz, fette Fleischwaren) und bestimmten Pflanzenölen aus den Tropen (Kokosfett, Palmkernfett, zum Beispiel viele übliche Brat- und Fritierfette) vor. Ihr Verzehr sollte so weit wie möglich vermindert werden.

Ebenso ungünstig wie die gesättigten Fette wirken partiell gehärtete Pflanzenfette (sog. trans-Fettsäuren). Gehärtete Fette finden sich vor allem in harter Margarine, aber auch in vielen Brat- und Fritierfetten und zahlreichen Fertigprodukten wie zum Beispiel Salatsaucen, Nuß-Nougat-Cremes, Backwaren. In Deutschland muß die Verwendung gehärteter Fette auf der Verpackung angegeben werden. Sie sollten beim Einkauf Produkte weitgehend meiden, bei denen die Liste der Inhaltsstoffe die Angabe „pflanzliche Öle/Fette, z. T. gehärtet" aufführt.

Günstig auf den Cholesterinspiegel wirken ungesättigte Fette. Mehrfach ungesättigte Fette (zum Beispiel ungehärtetes Sonnenblumenöl, Maiskeimöl, weiche Diätmargarine ohne gehärtete Fette) senken den Cholesterin- und den LDL-Cholesterinspiegel. Sie sollen bei Kindern und Jugendlichen mit Hypercholesterinämie bis zu etwa 8-10 % der Nahrungsenergie beitragen. Noch besser sind einfach ungesättigte Fette (vor allem Olivenöl, das zu 3/4 aus einfach ungesättigtem Fett besteht). Olivenöl senkt nicht nur das ungünstige LDL-Cholesterin, sondern es hebt auch das schützend wirksame HDL-Cholesterin. Olivenöl kann bei normalem Körpergewicht Ihres Kindes unbedenklich verwendet werden. Mit Olivenöl, aber auch Rapsöl und anderen hochwertigen Pflanzenölen ist eine streng fettarme Ernährung nicht erforderlich!

Viel Cholesterin in der Nahrung hebt den Cholesterinspiegel.

Der Verzehr von cholesterinreichen Nahrungsmitteln sollte so weit wie möglich begrenzt werden. Cholesterin ist in großen Mengen vor allem in Eiern und in Innereien enthalten. Auch fette Fleischwaren und Milchfette (Butter, Sahne) sind reich an Cholesterin und an gesättigten Fetten und sollen weitgehend gemieden werden.

Antioxidativ wirksame Vitamine (Vitamine E, C, beta-Carotin) können vor atherosklerotischen Gefäßschäden schützen.

Mehrere Untersuchungen weisen darauf hin, daß eine gute Versorgung mit antioxidativ wirksamen Vitaminen, wie Vitamin E und beta-Carotin, vor dem Auftreten von Gefäßveränderungen und Herzinfarkt schützen kann. Eine reichliche Zufuhr zum Beispiel von Obst und Gemüse ist deshalb erwünscht. Auch hochwertige Pflanzenöle sind reich an diesen Vitaminen.

Ballaststoffe

Einige, aber nicht alle Ballaststoffe zeigen eine mäßige cholesterinsenkende Wirkung. Dies gilt vor allem für Haferkleie. Einige Speisen (zum Beispiel Suppen, Soßen, Gebäck) können leicht mit etwas Haferkleie angereichert werden. Sie sollten dies aber nur dann tun, wenn Ihr Kind die Speisen mit Haferkleie auch mag.

Begrenzter Zuckerverzehr?

In sehr großen Mengen führt Zucker zu einem mäßig starken Anstieg des Cholesterinwertes. Andererseits sind aber gerade für Kinder Süßigkeiten meist sehr attraktiv. Ein Zuckerverbot bedeutet deshalb eine wesentliche Erschwernis der Diät und führt nach unserer Erfahrung in der Regel oft zu heimlichem Naschen! Wesentlich ungünstiger als zuckerhaltige Naschereien wirken hinsichtlich des Cholesterinwertes Süßigkeiten, die reichlich gesättigte Fette enthalten (zum Beispiel Schokolade, Schokoriegel) Es ist deshalb besser, wenn Sie zuckerhaltige Bonbons oder Gummibärchen offen anbieten, als heimliches Naschen größerer Mengen anderer Süßigkeiten in Kauf zu nehmen. Aber auch bei Schokolade sollten Sie kein absolutes Verbot aussprechen, sondern lediglich eine weitgehende Begrenzung anstreben.

Praktische Umsetzung

Sie sollten versuchen in der alltäglichen Ernährung gewisse Grundsätze einzuhalten, um den Cholesterinspiegel zu senken. Eine gewisse Gelassenheit ist dabei wünschenswert, denn die Ernährungsumstellung muß in erster Linie Ihrem Kind oder Jugendlichen ganz persönlich gerecht werden. Die Nahrung soll schmecken, das Essen soll Freude machen! Gelegentliche Ausrutscher (zum Beispiel bei einer Geburtstagsfeier) sind keine Katastrophe, solange im Alltag eine gewisse Konsequenz durchgehalten wird.

Bieten Sie Ihrem Kind eine gemischte und abwechslungsreiche Kost mit ausreichender Zufuhr an Kalorien und Nährstoffen an, damit es ein normales Körpergewicht und Wachstum erreicht.

So weit wie möglich zu meiden sind:

Vollmilch, Butter, Sahne, fette Käsesorten, fette Fleisch- und Wurstwaren, Schmalz, Speck, Eier, Innereien, fritierte Speisen, Margarine und andere Lebensmittel mit z. T. gehärteten Fetten (siehe Packungsbeschriftungen).

Bevorzugt verwenden sollten Sie:

Gemüse und Obst, fettreduzierte Milch (1,5 %) und fettarme Milchprodukte, Fisch, magere Fleisch-, Geflügel- und Wurstsorten (zum Beispiel Hühnerbrust, Putenfleisch; in begrenzter Menge: mageres Schweine- und Rindfleisch), Keimöle (Sonnenblumenöl, Maiskeimöl, Sojaöl), bevorzugt Olivenöl oder Rapsöl, weiche Margarine ohne gehärtete Fette und cholesterinfreies Ei-Ersatzpulver.

GPSR Compliance

The European Union's (EU) General Product Safety Regulation (GPSR) is a set of rules that requires consumer products to be safe and our obligations to ensure this.

If you have any concerns about our products, you can contact us on

ProductSafety@springernature.com

In case Publisher is established outside the EU, the EU authorized representative is:

Springer Nature Customer Service Center GmbH
Europaplatz 3
69115 Heidelberg, Germany

www.ingramcontent.com/pod-product-compliance
Lightning Source LLC
Chambersburg PA
CBHW051612100426
42873CB00019B/430